想像して
創造する

望み通りの未来を創るイマジネーション力

尾﨑里美
Satomi Ozaki

カナリア書房

IMAGINATION IS THE EYE OF THE SOUL

すべての人々が自分の能力を知り、自分の個性を活かし、
本当のヴィジョンに向かってすべてを楽しみながら
生きていけることを願ってこの書を世に送ります。

そして私の人生に関わってくださったすべての方に感謝を込めて……

21世紀のセラピー

神戸大学名誉教授　村上晋一

西洋の近代思想では、物質や肉体と精神とは全く別の範疇に属するものと考えられてきました。それに対して東洋の伝統では、古来からヨガや禅、気功といった分野で心身の統合を目指していたわけですが、20世紀に入ってからは西洋においても一部の先端的な人たちが、そうした心身の相互作用について膨大な科学的実験データを蓄積してきています。そこにおいて見いだされたものは、人間の想念が自分の肉体にはもちろんのこと、動物、植物、また無機的な物質に対しても間違いなく作用し、さらには自分の周りの社会的環境や運命でさえ左右するものであるということでした。

また最近では、芸術や武術、スポーツ、実業の世界においても、瞑想やイメージングのような方法を始めとして、心を調整することが成果を達成するのに大きな効果を発揮することが知られてきていて、広く実践されています。20世紀の間はこのような実践のプロセスにおいては否定的な感情想念を取り除くことがまず第一義であり、それに対するセラピーの実践法が数多く存在しているのですが、21世紀に入ってからはむしろ自分の未来において希望する肯定的な状態をいかにして日々の思いの中で創造していくか、という実践の方がより重要視される方向に変化しつつあるようです。

尾﨑里美さんは、そうした中において既往のさまざまな方法を取り入れつつも、長い御自身の手広い研究から、独自の有効な実践法を確立されておられます。今回出版される著書にはこれらセラピーの理論背景などとともに彼女自身が辿ってきた道のりも書かれているので、本書に接する多くの人々にとって、生きることについてのいっそうの励ましと希望になるのではないでしょうか。

目次

第3章 ◎［新たな挑戦］資格取得を目指して39歳でアメリカへ

第4章 ◎［再出発］お笑いトレーナー「尾崎里美」誕生

第5章 ◎［想《そう》創《ぞう》力《りょく》］あなたの夢はイメージの力で実現する

プロローグ——◎私の使命

現在、私のスクールには毎月1000人以上の方が来られています。経営者の方、企業役員の方、お医者さん、教師、サラリーマン、セラピスト、主婦、大学教授、大学生、ネットワークビジネスの方々、銀行員、税理士、お坊さん、神主さん……ほんとさまざまな方に来ていただいています。最初はうつむいていた人も次第に元気を取り戻し、帰るときにはみんな笑顔になって「先生ありがとう」と声をかけていただける。この仕事を選んで本当によかったと心から思っています。

2年前には小学生、中高生クラスを開設。学校では学べない心の授業や、受験合格のイメージトレーニングなどを教えています。今年からは、子供に"心の話"を教えるトレーナーを育てるための「トレーナー養成クラス」も開催するようになりました。

私がスクールを始めるきっかけは、約15年程前にさかのぼります。ある社長さんが倒産寸前に追い込まれて悩まれていたとき、私が自分なりに学んだことや、経験のなかで得た気づきをお話したのです。すると、その会社がみるみると回復し始めたのです。社長さんからは命の恩人と言われるようなりました。当時は3つの他業種の会社をかけ持ちしていたときで、現在のようにセラピストとして活動していたわけではありません。でも、その社長さんの会社が不思議と立ち直ってからというもの、多くの人たちが次々と私のもとに相談にやってきたのです。話を聞いた方は、みんな口をそろえて私のことを命の恩人と喜んでくれます。「もしかして、これが私の使命なのでは？」そう思い始めてからは、さらにいろいろ勉強しました。英語がまったくしゃべれないのに思い切って渡米し、アメリカとイギリスのヒプノセラピストのプロライセンスを取得したのもそのころです。帰国後すぐに会社を立ち上げ、オリジナルのイメージトレーニング法を開発しました。これが今や、本業になったのです。銀行の支店長さんが毎日来られていたこともありました。

スクールでは日々、イマジネーションのすばらしさをお伝えしていますが、イメージすることで自分の未来はいかようにも創ることが可能です。この本のタイトルは、「想像して創造する」。つまり、夢や目標をイメージ（想像）し、それが実現した未来を創る（創造）という意味です。イマジネーションには、そんなすばらしい力があるのです。そしてあなたの未来は、すべてはイメージすることから始まります。

私自身が最初からこの法則に気づき、望み通りの人生を歩むことができていたのかというと、実はそうではありません。もとをたどれば小さいころからの私の経験すべてが影響しているのです。

人生、無駄なことなんて何ひとつない

私は兵庫県の田舎で、学年でも1番貧乏な家で生まれ育ちました。家は雨漏りがし、お腹いっぱいご飯を食べた記憶もほとんどありません。それほど苦しかったのです。衣服はすべて従姉妹のお古。信じてもらえないかもしれないですが、3歳のときには円形脱毛症になりました。小さいころは、周りからはカビがはえたような性格、不細工な子と言われて育ったのです。

父は仕事もせずに遊んでばかり。母の苦労は相当なものだったでしょう。たとえば母の給料日。父に見つからないようにと隠したお金を、いつも父が探して抜きとり、一日で全部使ってしまうのですから。家に帰ったら父がすべての家具、電化製品を質屋に入れて何もなくなっていた日もありました。

父が私を抱きしめたことは一度もなかったそうです。私が5歳のときに両親は離婚。別れの日、父が初めて幼稚園に迎えに来てくれました。一緒に宝塚ファミリーランドに行き、オムライスを食べて、りかちゃん人形を買ってくれました。初めて父の優しさにふれたと思い、子供心にとてもうれしかったことを今でもはっきりと覚えています。

しかし、父の優しさの裏には、別の目的があったのです。実はその日、父が私を誘拐したというのです。そして私は10万円で母に引き取られたのです。当時の10万円は大金だったでしょう。この話は、親戚の叔母の家に預けられていた小学校6年生のとき、叔母から聞かされました。

実は先月までは、この10万円を出したのは叔母だと信じ込んでいました。それがこの本の出版を機会についに母に聞いたのです。「あの10万円は誰が出したの？」と。今思えば、なぜ母に突然そんなことを聞いたのか、実は自分でもわからないのです。母も私がそんなことを急に聞くのでとても驚いていましたが、母は本当のことを教えてくれました。10万円を払ったのは、叔母ではなく、今の育ての父だったのです。母との再婚前に、私と母のために走り回って用意してくれたのだと、そのとき初めて知りました。

父に誘拐されたと叔母から聞かされたときは、子供心にとても傷つきました。そのことをすでに私が知っているということは、母にはずっと内緒にしていました。私が知っているとわかると母が傷つくと思い、聞きただすことができなかったのです。

親戚の家に預けられたのは、両親に捨てられたんだと勝手に思い込んでいました。ですから小学生時代は誰とも口を利けないような暗い子でした。友だちが初めて家に遊びに来てくれた次の日、「豚小屋に住んでいる」とうわさが広まり、みんなにいじめられました。それ以来、友だちを家に呼ぶことも友だちをつくることもありませんでした。叔母さんの家に引き取られてからは、従姉妹と比べられ、両親の悪口、批判、非難、暴言を浴びせかけられる毎日。本当につらくて、苦しくて、耐え切れずに365日、毎夜ふとんの中で声を殺して泣いていました。

叔母さんの家具から帯紐を取り出し、首をしめて自殺しかけたことも数回。

でも死にきれず子供心に、

「なぜ人は生きるのだろう？
なぜ生まれてくるのだろう？
どうせ人は最後は死ぬんだから、
死ぬために生きるなんて、
死ぬために生まれてくるなんて……」

そんなことを考える子でした。母に聞くと「ちょっとうつ病に近かった」というのです。

毎週教会へ行くのが唯一の楽しみでした。と言っても両親はクリスチャンでもなく、私一人で通っていたのです。異常なまでに聖書が欲しかったのだけは覚えているのですが、そんなお金はどこにもありません。クリスマスの日に行くと子供たちが聖書をもらっていたので、毎週きっちりと参加すれば聖書がもらえるのだと勘違いし、次のクリスマスを楽しみにしていたのですが、私だけもらえませんでした。お金を出して買ってもらっていたのかも知れません。

大人になって母に聞いてもなぜ自分だけ教会に通っていたのかはわからないのだそうです。よっぽど何かにすがりつきたかったのかも知れません。

母が再婚し、新しい父のおかげでずいぶんと明るく変わりましたが、高校時代はおきまりのようにグレ始め、家出の繰り返しでした。そして、妹の死、弟の死、1番の親友の死、事故、病気、親友の保証人問題、人間関係などさまざまなことがありました。若いときにほとんどの苦を経験しました。

でも、この経験が今、とても役に立っているのです。

私にとってはすべてが学びであり、気づきであり、これらの経験を通して人の気持ちが理解できる人間になれたのです。そして気がつきました。**すべては自分に原因があったのだと**。そして、この仕事をするために今までの経験はすべて必要だったのだと。今は心からそう思います。**人生無駄なことは何ひとつない**。**どんな経験も役に立つ**。つらかった子ども時代の経験を通して、私はそう学んだのです。

こんな私でも今は多くの人たちに喜んでいただけるようになりました。誰とも口がきけず、自信のなかった私が今や多くの人の前に立ち、多くの人に愛されるようになったのです。東京、九州、四国と全国から毎月１０００人以上もの人が参加してくださり、生徒さんたちから「お笑いセミナー」と言われ、みんなで大声で笑い、ときには感動で泣き、毎日が喜びでいっぱいです。ちなみに綾戸智絵さん、倖田來未さんにそっくりと言われています。

スクールというよりお笑いを聞きに来てくださっているのかも知れません（笑）。ヤンキー先生が政治家になられましたが、私は「お笑い先生」かも知れません（笑）。

人は必ず変わることができるし、すべての人が望む本当のヴィジョンを手に入れることができる。それは変わると決めた瞬間から……。

この本を手にしたあなたが、私の経験や学んだ知識、知恵をお話することで、少しでもあなたの中にある無限の可能性、潜在能力や希望、そしてイマジネーションのすばらしい力に気づいていただけたら幸せです。

第1章

◎ビジネスの成功

月給8万円から7年で年商5億円に

礼金10万円、家賃1万5千円の文化住宅からスタート

私の第二の人生は18歳からでした。友人に6万円を借りて本格的な家出です。車に布団と洋服だけを詰めて友人の家に向かいました。その友人は孤児院でのいじめに耐え切れず、16歳で自立して文化住宅に住んでいたのです。私は彼女の近くに住むことにしました。類は友を呼びます。同じような境遇で育ったもの同士で気が合ったのです。

私たちは同じ美容室で働く仲で、場所が本店、支店と異なりましたが、すぐに仲良くなりました。私が住む家を探すために、一緒に不動産屋にもついてきてくれました。見つけた家は、その日に入れる安い文化住宅。礼金10万円、家賃1万5千円です。そこが、私の第二の人生のスタート地点でした。隣の電話の内容がすべて聞こえるくらい薄い壁。豆電球1個でしたが、雨漏りがしないので私には豪邸のようなものでした。

孤児院に入れられていじめにあい、その後文化住宅でひとり住まい。そんな彼女と出逢えたことで、私は母に育てられただけでも幸せだったのだと気づかされました。16歳の若さでひとり、一生懸命生きている彼女の姿を見て、私はどれだけ励まされたことでしょう。

彼女はあるとき、人を愛すること、愛されることの意味を私に聞いてきたこともありました。当時の私は上手く言葉では表現できませんでしたが、確かに両親に捨てられ、親の愛を

受けずに育った彼女には、わからなくても仕方がなかったのかもしれません。今年43歳になった彼女は、2児のお母さんです。彼女はきっと、その答えを見つけていることでしょう。

彼女とは、お互いの家で食事をつくってあげたり、つくってもらったり、そんな助けあいの生活を送っていました。給料は8万3千円。お金がないので1日1食、そんな生活です。確かに大変ではありましたが、彼女との暮らしは今でも楽しい思い出です。

私たちふたりが最初に決めた目標。それは、50万円を貯金して、文化住宅からクーラーのあるマンションに引っ越すことでした。

彼女は生活のために夜も働くようになったのですが、夜のバイトに流されることなく、お昼の美容室でもがんばっていました。

私がようやく住み慣れたある日、クリームシチューを持って彼女の家に行ったことがあります。彼女はバイトに行っているようで、「帰ったら食べてね」とメモを残し、玄関において帰ったのですが、この出来事が私と彼女の信頼をさらに強めることになったのです。

私にとっては何の変哲もないことだったのですが、彼女にとっては生まれて初めての優しさだったようです。帰ってきてクリームシチューと手紙を見て大泣きしたそうです。

彼女はそれまで、誰ひとりとして信じることができなかったのです。

そんな彼女を見て、私は気づかされました。彼女の姿は、自分の心の鏡なのだと。そうです。私も人を信じることができなかったのです。

これがお互いに、人に対して心を開くきっかけになりました。

長い間彼女は「さとみちゃん以外は誰も信じない！」と言っていました。私たちふたりの潜在意識には、「人を信用すると裏切られる」という信念体系（プログラミング）がインプットされていたのでしょう。

人は精密なコンピュータのようなものです。たとえば、靴を履くときの自分をイメージしてください。どちらの足から先に靴を履くか、毎回考えているでしょうか？　そんな人はいないでしょう。無意識に、毎回同じ足から靴を履いているはずです。人はそうやって、自分の心にプログラミングされている通り、無意識に行動しているのです。まさにコンピュータです。

また人は、自分と同じ信念体系を持つ人を引き寄せます。「人を信用すると裏切られる」とプログラミングされている人は、自分の周りに裏切る人たちを引き寄せます。そしてまた裏切られ、「人を信用すると裏切られる」という信念体系がより深く、潜在意識にプログラミングされてしまうのです。そうやって人は、自分の信念通りの現実を創っていくのです。

もちろん当時はそんな知識はありませんでした。二度と傷つかないために、誰も信じないことで自分を守ろうとしていたのです。

私はまるで自分に言い聞かせるように「人を信じない人生より、信じた人生の方がきっとすばらしいと思うよ。傷つくことをおそれるより、傷ついても多くの人と関わる人生の方がきっと楽しいと思うよ」と彼女に言っていました。

この思考の変化が、その後の自分の人生を大きく変えていくきっかけになったのです。彼女との出会いは「人を信頼する」という学びでした。

誰も信じなければ傷つくこともない。
苦しむこともない。
でも喜びもない。
楽しみもない。

誰とも関わらなければ傷つくこともない。
苦しむこともない。
でも喜びもない。
楽しみもない。

何もチャレンジしなければ傷つくこともない。
苦しむこともない。
でも喜ぶこともない。

楽しみもない。

すべての出逢いは必然であり、お互いに成長するためにあります。**相手を見て変えてあげたいと思うところが、実は自分が変わらなければいけないところ**でもあります。そうすることで、自分の心が癒されるのです。

今は何でも簡単に手に入る時代。考えてみれば、クリームシチューで泣けるなんて何て幸せなのでしょう。貧乏だったからこそ味わえる感動。貧乏も悪くないですね（笑）。

イメージトレーニングとの出逢い

18歳のころから成功者の本、松下幸之助さんやナポレオン・ヒル、カーネギーシリーズ、ヒーリング、トランスパーソナル心理学、潜在能力など、人間に関するありとあらゆる本を読みました。そしてさまざまな本から、私はある秘法を知ったのです。それがイメージトレーニングとの出逢いでした。

ある秘法とは、「思考（イメージ）が現実化する」というもの。当時、この秘法と言われるイメトレは、世界中の3％の人にしか知られていませんでした。**世界中の偉人たちや、大富豪の間でのみ使われていた秘法だったのです。**

理論を知っていても実践しない人、理論があまりわかっていなくても実践し始めた人。この両者の思考の違いが、未来を大きくわけました。

私は最初、この秘法をビジネスに実践することにしました。私がイメトレを始めたきっかけです。当時イメージトレーニングという言葉もなかったかも知れません。

私がこの理論を完璧に理解したのはそれから10年後。ですから当時はイメージの仕方を間違っていたり、自らを病気にしてしまったり……。ほとんど理論もわからずにやっていました。

ある本で、**成功者はみんな夢を紙に書き、毎日朝と夜に読んでいる**ことを知り、まずは画用紙を数枚買ってきて10年目標を書きました。朝晩読むには天井に貼り付けるのが一番手っ取り早いと思い、大きく目標を書いた紙を天井に貼り付けたのです。これが大成功でした。寝る前と朝起きたときにイヤでも目にとまり、毎日読んでしまうからです（笑）。

当時は美容師でしたから、夢はやはりお店を持つことでした。

私はこんな夢を紙に書きました。

20歳店長として任せられる
22歳メイクの学校に入学する
23歳1件目美容室オープン
25歳2件目美容室オープン
27歳3件目美容室オープン
30歳までにマイホーム実現。海が見えるところに両親と住む

そしてその夢を、まるで実際にお店を持ったかのように毎日イメージしたのです。達成したときの映像と共に、うれしい気持ち、周りから聞こえてくる拍手の音やにおいなど、五感すべてが働いて、本当にわくわくと楽しい気分でイメージしていたことを思い出します。

当時は知りませんでしたが、イメージトレーニングで重要なことは、達成後の自分自身を思い描くこと、わくわくした感情と共にイメージすること。それを私は、知らないなりにも楽しみながら実践していたのです。

友人が部屋に来るなり「さとみちゃん何やっているの？　天井にこんなん貼って！」と大笑いしていました。私も「何言っているん。あんたもやり！　成功哲学の第1条や！」と真

剣に語っていましたね（笑）。

まずは23歳までの計画表です。当時はヘアメイクの美容室が流行りかけたころ。なのでメイクの資格を取得する計画を立てました。そして23歳までにお店を出すなら、20歳までにカットまでできるちゃんとした技術者にならないといけないと考えたのです。

目標を立てた私は、当時働いていたチーフにお願いをして、朝5時からレッスンをしてもらいました。最初はチーフもイヤイヤでしたが、前向きな私を評価してくださり、文句も言わずに朝、そしてお店が終わってからもレッスンに付き合ってくれたのです。

普通は美容師として見習いから技術者になるまでに1年から5年はかかりますが、８ヶ月で合格しました。

何よりも美容師という仕事が大好きでした。店長にはよく「腰を振りながらカットを楽しんでいる」と言われたものです(笑)。ドレッサーすべてが私の指名のときもよくありました。大好きな美容師の仕事が思う存分できるうれしさから、私は毎日誰よりも長い時間働いていました。でも疲れなんてまったくありません。とにかく楽しくて仕方がないのです。そうやっていきいきと仕事をしている姿というのは、周りやお客さんにも影響を与えるものです。

何が儲かるかを考えて成功する人はいません。何が好きかが大切。好きなことは努力が必要ありません。ただ楽しいのです。そして楽しむことで潜在能力は引き出されるのです。

そして、そうやって毎日楽しく仕事していた20歳の私に、最初のチャンスが訪れたのです。なんと私のうわさを聞きつけた他の美容院の店長にヘッドハンティングされたのです！　**それも店長として抜擢！**　です。これでひとつ目の目標達成です。大好きな美容師という仕事ができるだけでも幸せなのに、イメージした通り20歳という若さで店長に選ばれたこと。これは今後の私にとって大きな自信につながりました。

あまりにも若いので、社長からは28歳ということにしてほしいと言われ、少し老けたファッションをして店に行っていました。当時のスタッフはほとんどが自分よりも年上だったからです。

21歳のときには、天井に貼り付けた目標とは違いますが、友人と一緒に決めた目標も達成しました。友人と共に50万円を貯めて、文化住宅からマンション（クーラーも付いていました）に引越ししたのです。私は6F、彼女は7F。相変わらず仲良く夢に向かって生きていたころでした。

22歳でメイクの学校に入学です。私のクラスはほとんどが美容師でした。週半分はメイクの学校なので、生活していくことができません。昼は美容室、そして夜も働く生活に入りました。

夜働くことで、何よりも接客の真髄を学びました。美容室にはない接客。私は人を笑わせることが大好きだったので、バイトなのに、正社員の女の子よりも給料は高かったのです。

何をやっても学びがある。そのことをバイトをする中で気づきました。

勉強のため、有名美容室を何店舗も変わりながら、技術だけではなく、経営のことも勉強しました。自分より上手な人がいないお店は3日で辞めたこともあります。とにかく成長するためには、自分よりもレベルの高い人がいるところへ行きました。確かに自分が一番になれば、優越感に浸れるかもしれません。でも、そこで成長は止まってしまうと考えたのです。**自分が目指す場所、自分が目指す人たちとできるだけ関わる**ことを最優先に考えたのです。そして新しい技術をどんどん学びました。井の中の蛙にはなりたくなかったのです。

目標を明確にすれば、それを達成する方法は見えてくる

23歳に近づいてきたある日、次のチャンスがやって来ました。なんと友人の働く美容室を買ってほしいと言われたのです！　15坪ほどの小さなお店でしたが、私が常にイメージしていた通りのお店です。当時の私はまだ、イメージの力を理解しきれてはいませんでした。ただ朝と夜、紙に書いた夢をわくわくと心躍らせながら読んで、夢を果たした自分をイメージする。そんな毎日を過ごしていただけなのに、面白いように自分のイメージが現実化してい

く。その不思議な事実にただただ、驚くばかりでした。でもこれはまだ、序の口に過ぎなかったのです。これから先、私のイメージが次々と実現していったのですから。

友人の働くお店は規模自体は小さなものでしたが、私にはそれで十分でした。とにかく銀行からお金を借りて、夢の第1歩を踏み出しました。スタッフ5人のお店。このように私は**イメージした通り、23歳で美容室第1店舗目をオープンすることができたのです。**

立地はとても良いとはいえませんでした。しかも1日に4人〜10人くらいしかお客さんが来ていなかった美容室です。1ヶ月で考えても、お客さんはせいぜい100人くれば良いほうです。

そんなお店を引き継いだわけですが、なんと1ヶ月のオープニングキャンペーンで1000人集客を目標にしました。立地のせいにするのは簡単です。でも必ず方法はあるはず。成功しない理由を考えるのではなく、成功する理由を考えました。

目標を明確にすると方法はたくさん出てきます。

近くの美容室をすべて回り、金額を決めました。県庁からどんな年齢層の人が住んでいるのか聞いて分析し、広告のデザインからお店の内装デザインまですべて自分で決めました。

チラシのポスティングからスタートです。最初は赤字覚悟。何よりもまず、ここにお店があると知ってもらうことが大切だと思い、すべての新聞に広告も入れました。広告のイメージカラーは黄色と赤。人の目を引く色を使ったのです。

オープニングキャンペーン期間中のみ、低料金システムを採用。そして年中無休にしました。

さあいよいよオープニングキャンペーンがスタートです。ドキドキしながら迎えた開店初日。おそるおそる外を見てみると、イメージした通り行列ができていたのです！

毎日大反響で、掃除して仕事が終わるのはいつも夜中。スタッフのみんなも本当によくがんばってくれました。そして、イメージした通り、1ヶ月1000人目標を見事達成したのです。

私が当時イメージしていた「23歳達成イメージ」はこんな感じです。

多くの人がやってきた。
店舗の外にはたくさんの行列ができている。
私は笑顔で「いらっしゃいませ！」と言う。
スタッフはみんないきいきと仕事をしている。
オープニングの日には、きれいなお花がどんどん届く。
お客様の笑顔、そして「ありがとう！　気に入ったわ」の声。
店内には、みんなの笑い声。

席はいつも満席状態。

そしてキャンペーン終了後、1000人目標達成のお祝い。

乾杯の音、におい。ジュースの味、みんなの笑顔。

そして私は幸せを感じながらみんなに言う。

「みんなありがとう」


こうやって毎日朝と夜、わくわくと心躍らせながらイメージしていたのです。

目標はできる限り明確に、具体的に定めることが大切です。**成功しない理由を考えるのではなく、成功する理由を考える。**そして結果をイメージするのです。するとわくわくした気持ちと共に、成功するための方法を潜在意識が直感的に教えてくれるようになります。

相手の喜ぶ顔をイメージする。それが仕事を楽しむ秘訣

私には仕事に対する考え方の原点というものがあります。

それは、お客様に喜んでいただくためには、あらゆる工夫を考える。**手を抜くのではなく、**

今日のベストを楽しむということ。オープンした店は、おかげさまで黒字経営を続け、スタッフも7人、8人と増えていきました。

今でこそ、お客様にお知らせハガキなどを送るのは当たり前になりましたが、当時はほとんどされていませんでした。パソコンもワープロもない時代。当然、ハガキひとつをつくるにしても、今よりも相当時間がかかっていました。そんな中、私は毎月ハガキをデザインし、内容を考え、プリントゴッコで刷ってお客様に送っていたのです。昼間は仕事をしていますから、当然夜の作業になります。でも受け取ったお客様には、手づくりのハガキが来たといって、とっても喜んでいただきました。

お客様のためを思って、誠意を尽くす。そんな私は、どんなときも手を抜くということはしませんでした。当然、誰よりも自分に厳しく、またスタッフにも厳しく接していたのです。

ある日、バックルームでプリントゴッコを刷っているスタッフが、いやいや刷っているのを目にしました。

ハガキをよく見ると、デザインがゆがんでいます。何千枚もある大切なハガキ。気持ちを込めてつくったハガキのほとんどが、送れるようなものではなかったのです。

私は心を鬼にして、そのハガキをすべてゴミ箱に捨てました。

そして彼には、「あなたがこのハガキを受け取って、うれしいと思う仕事をしたら、それは自分に返ってくる。でも、これをもらってあなたはうれしい？　お客様の喜ぶ顔をイメージすれば、この仕事はどんなに楽しいか。いやいやするなら辞めればいいのよ」ときつく言ったのです。

どんな仕事も楽しめるというのが私の原点でした。その出来事があってからは、仕事の楽しさを伝えるためにも、自分でもっと実践するようになりました。私の姿をスタッフたちに見せることで、どんな仕事でも楽しめるということを伝えたかったのです。

たとえばパーマ液。当時はストレートパーマの液が1種類しかなかったので、すべての人に合うわけではありませんでした。髪が細い人や傷んでいる人は切れてしまうし、縮毛のきつい人はパーマが上手く仕上がらなかったり。それで考えたのです。「一人ひとりに合うパーマ液を自分でつくろう」と。

研究を重ね、カルテには一人ひとり違った調合がびっしりと書き込まれました。もちろんお客様にはわかりませんが、きれいに仕上がったときの喜びは、今までの何倍もの感動でした。

最初はスタッフも「マネージャー、そんなじゃまくさいことはやめてくださいよ」と言っていたのですが、少しずつ仕事の楽しさが伝わっていきました。常によくなる工夫はできるものです。

これこそが本当の仕事の楽しさだと思っています。周りから見ると努力しているように見えるのですが、本人はただ無我夢中で楽しんでいるのです。

単純な仕事でも楽しむことは可能です。「誰かを喜ばせたい」というヴィジョンがあれば、どんなことでも楽しめるのだと思います。反対にヴィジョンのない人は、目先のことに振り回されて、それを何とかこなすために努力が必要になるのです。

スタッフの目の前でハガキを捨てるというやり方は、まだまだ私もがんばって努力していたのかもしれません。反省もしましたし、生まれて始めて人を育てるということ、コミュニケーションの大切さを学び始めたころでした。まだまだ24歳。さらなる成長に向かっている最中だったのです。

昔こんな人を見たことがあります。交通整備のおじさんなのですが、笛を楽しそうに鳴らしながら「ハイどうぞーーーーー！」と本当に楽しそうに仕事をしているのです。軽やかにステップを踏みながら誘導している姿は、とてもリズミカルで、まるで踊っているかのようでした。

同じ仕事でも、いやいやする人、楽しみながらする人。違うのは、たったひとつ。心が違うだけ。いやだと思う心が存在するだけで、この世にいやなものはない。すなわち楽しい仕事だから楽しいわけじゃない。基本はどんなことでも楽しめるということです。

これこそがイメージの力かもしれません。その仕事の先に見えるイメージが違うのです。

単純な仕事でも楽しめる。他にもこんな話があります――

『平凡のなかに非凡を見いだす』
―リチャード・カールソン―

あるリポーターが二人の職人に質問した。
一人目の職人は「何をしているのですか？」
と聞かれて、こう答えた。
「ただレンガを積み上げているだけだよ。
きついし、賃金は低いし、なんでこんなことをやっているんだか」

二人目の職人にも同じ質問をしました。
すると彼は「おれは世界一の幸せ者だよ」と言った。
「立派な建物を造る手伝いをしているんだからね。
レンガを積み上げるだけで傑作が仕上がるんだ」

二人とも正しいのだ。
私たちは人生に見たいものを見る。
ひどいものを探せば、ふんだんに見つかる。

人の欠点や社会の弱点を探したいなら、
数え切れないほど見つかる。
だが、その逆もまた真実だ。
平凡のなかに非凡を見いだそうとすれば、
訓練しだいで見いだせる。

二人目のレンガ職人は、レンガのなかに大聖堂を見ている。
あなたにそれが見えるだろうか?
この世界に存在するとてつもないシンクロニシティ(共時性)、
変動している宇宙の完璧さ、自然の非凡な美しさ、
人の生命の信じがたい奇跡が見えるだろうか?

それはすべて意識の問題だ。
感謝したいこと、うやうやしく感じることは身の回りにあふれている。
人生は貴重で非凡なものだ。

その事実を意識にとめれば、

なんの変哲もないようなことが新しい意味をおびてくる。

本当に必要なときには、助けてくれる人が必ず現れる

25歳になる直前、メーカーさんにこんな話を持ちかけられました。

「チェーン展開をしている有名美容室の店長が1年で辞めてしまい、売りに出しているけれど買いませんか?」

それを聞いた私は、「来たー! またまたイメージ通りや!」と心の中で叫びました。私の次の目標は、〝25歳で美容室2店目をオープンする〟ことだったのです。またまたイメージ通りの展開になってきました。

私はすぐに店舗を見に行きました。2店舗目として描いていたイメージは、フロントとトイレが大理石でできている大きなお店だったのですが、もう見に行ってびっくり! です。なんとフロントが大理石でできていたのです! まさかと思いつつトイレを拝見。すると、やっぱり大理石! もう驚きを通り超して、まさに〝感動〟です! 店舗の話が来るだけでなく、店舗のつくりまでまったくイメージ通りだったのですから。

このころから**イメージすれば勝手に向こうからやってくる**と思うようになりました。まさに想像（イメージ）して、創造（未来を創る）するということを、実感し始めたときでした。

このお店の話は、タイミングもちょうどいい時期でした。見習いから入ったスタッフの技術レベルが上がってきていたので、新しいお店で技術者としてデビューさせてあげたいと思っていたのです。なので私はその場で店を買うことに決め、すぐにお金をかき集めました。何とかなる！　と思いながら……。でも、どうしてもあと400万円ほど足りなかったのです。

親に保証人のお願いをしたのですが、断られました。両親は、私に早く結婚してほしかったのです。女性でビジネスをするなんて婚期が遅れると思ったのでしょう。事実遅れましたが（笑）。

内装に2000万円もかけた豪華なお店でした。そんなお店が、店長が抜けたというだけで、1年でお店を閉めてしまう。店長の力が相当大きかったのでしょう。

私の1店舗目のお店は飲み屋の多い神戸元町にあったので、多くのスナックのママさんやゲイの人たちにも贔屓にしていただいていました。だからお店にもよく行っていました。

400万円が足りないとわかった日も、お客様が経営しているスナックにスタッフと飲みに行ったのです。

「ママ、あと400万円で2件目がオープンできるところまできてるんやけどね。どこか他に借りるところないかなあ。それとも今回の話は流した方がいいと思う?」

と何気なくママに聞いてみたところ、

「さとみちゃん、明日もう一度お店においで。あんたなら貯金解約してもええわ。私が貸したげる」

とこう言うのです。言葉を失いました。とんでもないと断る私を差し置いて、「いいから明日おいで。信頼しているし、あんたには貸してあげたいんよ」とママ。

私はママの熱い思いと優しさに感動しました。赤の他人に契約書もなく、口約束だけで貸すなんて……。何て心の器の大きい人なんだろう。私もこんな人にならなくては。人の優しさに触れ、泣きじゃくっていたまだまだ子供の私。

このときのママの年齢は、今の私くらいだったと思います。

そんなママに出逢ったことで、**必要なときには、必ず助けてくれる人が現れる**ということが私の信念になりました。

恩返しのために毎月、返済金を持って、多くの友人たちをつれて飲みにいきました。それくらいしか恩返しの方法がなかったのです。

返済金は、どんなに忙しくても期日は守り、お店に持っていきました。夜の商売をされている方に話をうかがうと、未収も多いと聞いていたからです。だからこそ、甘えるのではなく**約束を守ることが、ビジネスで成功するためにとても大切だと学んだのです。信頼こそす**

べてだと考えました。

お金の支払いを遅らせる人は、自分が受け取るお金も引き延ばされるのです。

その後、阪神大震災でママのお店もなくなり、必死で探したこともありました。私にとっては母のような存在でしたし、このときの恩を忘れたことはありませんでした。

今の私があるのは、この店のママのように私を助けてくれた人たちのおかげなのです。もうどこにいるのかわからないママに、この本を通じて心からお礼を伝えさせてください。

「ママ、本当にありがとう」

この本がママの目に触れることをイメージして……。

私を経営者として育ててくれた3人のスタッフ

2店舗目のオープンに向けて、さまざまな企画を考えているときでした。当時、朝日放送の朝の番組で、役者が大きなそろばんを持ってお店にやってきて、そのお店の商品を値切るというコーナーがあったのですが、ふと「その番組に出たらオープニングを成功させることができるかもしれない」とイメージがわいてきたのです。

人気コーナーで、出演依頼が殺到しているとのこと。ただ私にはラッキーなことに、朝日放送に知り合いがいたのです。ためしに「カットを100円にするから、私のお店がオープンする日に流してほしい」とお願いをしたら、「え?? 100円?? それならOK!!」と即決。イメージの力で、テレビ出演が決定したのです。

0歳のとき、乗っていたバスが崖から転落し、新聞に掲載されたことはありましたが(本当です)、テレビへの出演は初めてです。

ところが緊張のあまりNGばっかり(笑)。役者さんにも「尾﨑さん、もう店長にしゃべってもらったらどうですか?」と言われる始末。店長はとてもおもしろい子でしたから、「そうしましょう!!」ということでバトンタッチ。すると、1回でOKです。でも、テレビには真っ赤なスーツを着た私がバッチリ映っていましたけれど(笑)。

テレビ出演の目的は、お店の認知度を一気に高めるため。その場所にお店ができたことが伝わればよかったんです。

ただし、100円だからこそ、絶対に手を抜いてはいけない。100円だからこそ、親切丁寧な接客をして、心を込めてカットする。すべてのお客様に喜んでいただくという意識を常に持って対応する。その気持ちがお客様をリピーターに変えさせるのだと信じていました。スタッフみんなにもそのことを言い聞かせ、いざオープン初日を迎えたのです。

結果は、またまた大成功です! 長い行列ができました。テレビを見て、駆けつけてくれたのです。メディアの力に驚きましたが、本当に大成功です。お店は順調でした。そして、いつものように休みなく1ヶ月オープニングキャンペーンを働き続けたのです。

順調な滑り出しで開店を迎えた2店舗目の美容院は、技術を身に付けたスタッフのためにと思って出したお店でした。

しかしオープンから2ヶ月経ったある日のことです。そのスタッフを含めた３人が突然、店舗に置き手紙をして、鍵を置いて辞めてしまったのです。

何がなんだかわからずに、呆然と立ち尽くすしかありませんでした。しかし何とか気を取り戻し、冷静になって３人が辞めていった理由を考えたのです。思い当たるふしはありました。

私は生まれたときから美容室で育てられ、親戚の家でも、住み込みのお弟子さんたちの涙を見て過ごしました。美容師になるためには、住み込みで美容室に弟子入りし、厳しい内弟子修業が当たり前の時代でした。昔はとても厳しかったのです。

そして私もいつの間にか、同じようにスタッフに厳しく接していたことに気づきました。

少しでも早く技術を身に付けてもらいたい……。その一心で、よかれと思って毎日のように夜中の12時ごろまでレッスンをしたり、オープン後は休みなく働きずめでしたから、かなり辛かったと思います。

３人が突然辞めてしまったショックはかなり大きかったです。２店舗目を出すきっかけになったスタッフは、電話をしても出てくれず、話し合うことすらもできず……。お店では笑っていましたが、正直ハサミが握れないほどでした。

最初は「今の若い子は根性がない！」などと自分を正当化することで、つらい気持ちをごまかしていました。

そんなとき、私の片腕だった店長がこう言ってくれたのです。

「僕はマネージャーのことが好きですし、尊敬もしていますが、今回はマネージャーの方が悪いと思います。厳しいにもほどがある。今の若い子には無理ですよ」

普段めったにそんなことを言わない店長だけに、本気でぶつかってくれたのだと感謝しました。反省もしました。私自身、やり方を変えようと思っていたときでもありました。

数ヵ月後——。

一番可愛がっていた子から、突然電話がありました。

「マネージャーすみませんでした。よそに行って初めてマネージャーのすごさを知りました。私、みんなからカットがうまいって褒められるんです。絶対に褒めないと言われている人にも褒められて……。マネージャー、本当にすみませんでした。そして夜遅くまでレッスンに付き合っていただいて、本当にありがとうございました」

電話の声は泣いていました。

「ごめんね、ごめんね……。私も悪かった、ごめんね……」

私ももう涙で言葉が出ませんでした。

私も厳しくしすぎたことを謝りました。

どこの店であれ、彼女ががんばっていることを知り、うれしさでいっぱいでした。この子の役に立っていたんだ。そう思うと、涙はあとからあとからとめどなく溢れ出してきました。

まるで家出をしたわが子から電話があったような、そんな心境だったのを覚えています。

何回電話をしても出てくれなかったのに、自分から電話をくれて、もう一度心を開いてくれたのです。家に帰ってからも涙は止まりませんでした。

「スタッフの気持ちをもっと考えてあげよう。働きやすい環境を創ってあげよう。嫌われてもいい。**恐れから行動するのではなく、恐れから言葉を吐くのではなく、愛だと思う方を選択しよう**」

そう考え方を変えたのです。

あれから20年。今でも彼女から忘れたころに電話がかかってきます。

「足のしもやけを見たらマネージャーを思い出して……ハハハハ」

何気なく電話をかけてきてくれるそんな彼女も、今は母親になっています。

あとのふたりからも連絡がありました。

ひとりの子は、「マネージャーすみませんでした。今、僕店長になったんです」と電話をくれ、もうひとりの子は、お客さんとして来てくれるようなったのです。

自分の人生で、私を経営者として育ててくれた最初の３人かも知れません。彼らが辞めていったあの日から、私は変わり始めたのです。

権力で人は動かない。先に理解してあげることが大切

「自分がすっきりしたいために怒っているのか？　本当に相手のために怒っているのか？自分の怒りを解放するために文句を言いたいのか？」自分が怒りを覚えたときは、そうやって立ち止まりました。

そして冷静になって、「この感情はどこからくるのか？」その怒りの根源を自分の心に問いただすようになったのです。自分の思い通りに動かないことに対する怒りだとわかったときは、すぐに言わずに、その感情を一日寝かせるようになりました。

「その怒りは正当と言えるのか？　もしも正当なら、自分の気持ちを伝える必要があるのではないか」

しかし、**自分が怒っていることを説明するのに、怒鳴ったり叫ぶ必要などない**のです。相手の攻撃的な態度が気になっているだけだとしたら、それに腹を立てて一体何になるのでしょう? 感情をコントロールすることの大切さに気づき始めました。

私は次第に、「もっと優しくしよう。厳しさだけが教育じゃない。経営者が一番偉いわけじゃない。偉そうにする必要もない。権力で人は動かない。こちらが先に受け入れてあげるから、相手も心を開いてくれる」そう考えることができるようになったのです。

それからというもの、新しく入ったスタッフと一緒に飲みに行ったり、遊んだりするようになりました。コミュニケーションはとても大切だと学んだからです。そして一対一でのコミュニケーションも大切にしたのです。

「去るものは追わず」が私の口癖でした。しかしプライドを捨て、本当に自分の心と対話をして、残ってほしいと思う子とは、何回でも話し合うようにしました。自分の店を持ちたいと夢を抱くスタッフには、その子が夢を叶えるまでサポートしていきました。

「辞めます」と言ったスタッフを引き止めるため、その子の家に10回ほど足を運んだこともあります。店に戻っても、またすぐに辞めるといっていなくなってしまうのです。

スタッフを引き止めるために何度も家まで行くなんてことは、過去の私ならプライドが許さなかったでしょう。しかし感情に振り回されず、冷静に、正直になることを優先するようになりました。彼女も本気で辞めたいと思っていたわけではないことを知っていたからです。女の子のスタッフ同士の問題で、私に甘えたかったのでしょう。

この頃から相手の言葉ではなく、相手の心に自分の心を合わせるようになりました。そうすると、相手が本当に望んでいることがはっきりとわかるようになったのです。

子供が「**愛してほしい**」という言葉が言えず、親に文句を言ったりすることがあります。スタッフの心の声も、そんな子どもの訴えと同じように私の心に迫ってきたのです。

たとえば「**寂しい**」という言葉が言えずに相手を批判したり、「**褒めてほしい**」というたったそのひと言が言えずに、「自分はこんなに嫌なことでもしているんだ」という言葉を吐いたり、「僕がこの会社にいるからうまくいっている」と何回もアピールするスタッフがいたり……。なぜ私たち人間は、心に抱く本当の言葉を相手に伝えることができないのでしょう。不思議なことですが、それが人間なのかもしれません。

多くのケンカは言葉のケンカで、相手と心でケンカしているケースはほとんどありません。ですから彼女の「辞めます」という言葉は、「**私を受け入れて**」という心の訴えなのです。

しかし同じパターンを繰り返していても成長は望めません。彼女の心を解放するため、何回も何回も話し合いを行いました。その結果、なんと彼女は店長となり、私のお店を継ぐことになったのです。

彼女が成長した分、私も成長することができました。よく子供が親を育てていると言いますが、私もスタッフによって育てられたのです。

こんな出来事もありました。

私は毎日、お店に入るときは明るく大きな声で、元気いっぱいに「おっはよーーー!!」と言って笑顔で挨拶をするのですが、その日は何か考えごとをしていたのでしょう。自分では気がついていなかったのですが、何も言わずにお店に入ったようなのです。

仕事を始めたとき、何か違和感を覚えました。なぜかみんなの様子が暗く、無言で仕事をしていたのです。

「どうしたんやろ? 今日はやけにみんな暗いなぁ」と思っていたところ、私と一番気の合うスタッフが、「マネージャー、今日生理なん??」とまあストレートな質問(笑)。ちなみに男性のスタッフです。こんな質問もできるくらい、上下関係もなく打ち解けた仲になっていたのです(というより私はスタッフから「マネージャー男の中の男やな!」と違う意味で信頼されていたのですが、笑)。

「いいや。何で???」

「それやったらいいねんけど。今朝、おはようも言わんと暗く入ってきたから、何かあったんかと思って」

と彼が言うのです。それで気がつきました。この暗いお店の空気は自分が創ったのだと。

パワーのある人間は、自分のエネルギーで周りを明るく変えることもできるし、全員うつ状態にまで暗くすることもできます。パワーのない人が落ち込もうが笑おうが、あまり周りに影響はありません。しかしパワーがあればあるほど、周りへの影響力は大きくなることを知りました。ましてや朝のエネルギーはとても大切。

それからは毎朝、意識をしてお店に入るようにしました。

まずは朝からスタッフを笑わせること。これが私の日課になったのです。

すべては自分。自分が変わることで、周りの環境や人が大きく変わることに気づいたのです。

この世にいやな人はいない。
いやな人だと思う心が存在するだけ

22歳のとき、1店舗目のお店をオープンする前に働いていた美容室でもこんなことがありました。

大阪の美容院を辞めて神戸に戻り、ある面接に行ったときのこと。

私は大阪にいたときと同じ奇抜なファッションで面接を受けました。神戸と大阪ではファッションがまったく違うので、神戸のお店の人には良い印象ではなかったようです。

「そんなファッションするんなら大阪に行けば？」と言われました。とにかく私は面接に合格し、その神戸の美容院で働くことになりました。

あとで聞いたのですが、私が働き始めたとき、みんなで一斉に私を辞めさせようとしていたというのです。確かに私の存在は浮いていました。

仕事に行っても誰もが私を無視しているのがわかりました。しかし、そこで負けないのが私です。なんと私は、この人たちを笑わせてやろうと考えたのです。

無視していたスタッフも、ことあるごとに私が笑わせるものだから、つい無視するのも忘れて笑ってしまい、結局辞めさせるのをやめたということでした。

いじめに合っているようなものでしたから、私はあえてスタッフ一人ひとりとのコミュニケーションを重視したのです。


たとえば、当時22歳の私が会話していた内容はというと……。


「ねえねえ知ってるこんな話？

まあ聞きたくなかったら聞かなくってもいいけどね。

ある女の子がね、電車の中でおならをしたくなったんだって。

それでがまんしていたら苦しくなってしまってね。

それでついつい、おならをしてしまったんだって。

それが恥ずかしくってね。
その横におじいさんがいたもんだから、
その女の子、おじいさんにこう言ったのよ。
『おじいさんお腹でもこわしたの？』って。
そしたらおじいさんがこう言ったらしいよ。
『ほんなら何かい？
わしが腹痛かったらお前が屁こくんかい！！』って」

それを聞いたスタッフは大爆笑です。私も必死だったんでしょうね（もちろんこの会話は22歳のときですから、笑）。

こうやって笑い話をしたり、相手が興味を持っていそうな話をして、みんなと仲良くなっていったのです。みんな本当はとてもいい人たちばかりでした。自分の店を出す話が来たときは、その話を蹴って辞めずに働き続けるか迷ったほどです。

無視されながらも自分から心を開き、結果として一生働いてもいいと思うほど仲のいいメンバーになることができたのです。この世にいやな人はいない。いやな人だと思う心が存在するだけ。そんな大切な学びがありました。

スナックのママさんに変わったバイトを頼まれたこともあります。店の女の子が暗いので、開店前に私がお客さんとして店に行き、女の子のテンションをあげてくれと言うのです。そんなバイト聞いたことがありません（笑）。

「客がお店の女の子を笑わすの？？　わっはっは！」と、おもしろそうだったのでもちろん引き受けました。

これって、もしかすると私のスクールが「お笑いセミナー」と言われる原点なのかもしれません（笑）。先日も、初めて参加された生徒さんに「めっちゃファンになったわ。何で吉本行かんかったん！」と言われたくらいですから（笑）。

私のコミュニケーションは笑いです。関西人でよかった～。わっはっは！（笑）

ビジネスの成功を確信

３店舗目の美容室オープンという目標を掲げた27歳が近づいたときのことです。

私がまだ見習いのころに、朝５時からのレッスンに付き合ってくれた東さんから電話がありました。ちょうど私が美容室のフランチャイズ展開を考えていたときです。今後は美容室を暖簾わけしていこうと計画を立てていたのです。そのうわさを聞いてのオファーです。

「このままでは一生お店は持てない。資金もないし、もしフランチャイズでも自分のお店が持てるのなら……」と東さん。

大歓迎でした。今の自分があるのは、この人のおかげでもあったからです。恩返しができると思いました。

技術があっても、資金繰りでお店が持てない人もたくさんいます。そんな人に貢献できるのなら私にとっても大きな喜びでした。

おそらく美容室のフランチャイズというアイデアを考えたのは、日本では私が最初だったかも知れません。

誰かが閉めたお店を買うのではなく、自分でデザインしたお店を持ちたい。そして、東さんに喜んでもらえるお店にしたい。そんな思いで、物件を探しました。

私はクリエイティブな仕事が大好きです。無から有を生む仕事。誰もがやったことがないこと。独自性の追求、オリジナルに心が響きます。もし美容師をやっていなかったら、インテリアデザイナーになっていたかもしれません。

私はビジネスのイメージトレーニングセミナーを開催していますが、お金儲けで仕事をしたことは一度もありません。

「**好きな仕事で喜んでもらう。その結果お金が入ってくる**」というのが原点です。

「**お金はあとから入ってくる。まずは喜んでもらう方が先決だ**」というのが口癖です。

そんな私を刺激する好物件が見つかりました。さあ、お店づくりがスタートです。まずはスタッフに喜んでもらえる空間づくりが最初の仕事でした。働きやすい職場。おしゃれな空間。受付のテーブルまで自分でデザインをしました。クリエイティブな仕事が好きな私にとっては、ただただ楽しい時間でした。

オープン前日までが私の仕事。オープン当日からは、経営者の東さんにバトンタッチです。

オープン前の一週間はハンティング、ポスティングで大忙しです。私の会社のポスティングはマンションの下にあるポストにチラシを入れるのではなく、一軒一軒玄関のポストに入れていきます。エレベーターがあればいいのですが、なければ階段です。

オープンは8月の真夏。オープン前でスタッフはレッスンがあり、私ひとりでポスティングをした日もあり、誰よりも歩きました。足にシップを張って包帯を巻いて、足をひきずりながらでも、お客さんに来ていただけることをイメージしながら一日中朝から晩まで、一週間歩き続けました。

一週間で体重が5キロも痩せました。ヴィジョンをしっかり持っていると、今やっている大変なことも大変ではなくなるのです。何のためにやっているのかヴィジョンが不明確な人は、一週間も炎天下の中を歩くと、ただ苦しいだけで泣いてしまうでしょう。もちろん身体は悲鳴をあげていましたが、潜在意識が最後まで私の身体を動かしてくれました。お金儲けが頭にあっては、まずここまではできないでしょう。

当日、お客さんに足を運んでいただけるところまでが私の仕事。

さすがに3店舗目ということもあり、成功は確信していました。

さあいよいよオープンです。お店の前にずらりと並んだ花束。たくさんのお客さんに来ていただきました。イメージ通り、すべてが現実化していくのを実感しました。思いは必ず現実化する。夢は必ず叶う。喜びでいっぱいでした。

1ヶ月間はお店を手伝いましたが、あくまでも東さんが経営者。私は裏方にまわることにしました。お客さんの喜ぶ顔を見て、この数ヶ月、店舗探しからオープンまでのことを思い出し、うれしさでいっぱいでした。そしてようやく東さんに恩返しができたのです。これで私の仕事は終了です。

18年たった今、私が彼に暖簾わけしたように、彼も自分の一番弟子に暖簾わけをして、今は3代目が継いでいます。

私はイメージ通り、27歳で3店舗目のお店を持つことに成功したのです。

27歳にして年商5億円の会社経営者に

３店舗目の美容室をオープンした27歳のときに私は結婚しました。そして夫婦で別会社を立ち上げたのです。

イメージの力を信じ、思考を変えただけですべてが順調に動き始めました。27歳にしてなんと年商5億円。８万３千円の給料から7年後です。

３店目を東さんに暖簾わけした私は、美容師をきっぱりと辞めました。あとの２店舗はフランチャイズ展開にして、プロデューサーへと転身。そして裏方にまわり、経理や企画の仕事をするようにしたのです。

別会社は車関係の会社です。オープンから黒字経営でした。

税理士さんから本格的に簿記を教えていただき、年商5億の会社の経理をひとりですべて行いました。当時はパソコンのない時代でしたから、振り替え伝票の作成だけでも相当な量。さらに車販売、車検、オークション、修理など、やることは膨大です。保険の代理店免許も取得しました。その上で、３店舗の美容室の企画や経理も行うのです。もう半端な量ではありません。

あとで聞いたのですが、これだけの経理の仕事を行うには、普通は5人は事務員がいるとのこと。電話の受付から接客も含めて、すべてのことをひとりで行うわけですから、、大変なのは当然です。

毎日銀行にも通いました。もちろんＡＴＭなんてない時代です。とにかく忙しいのひと言でしたが、ここでも思考がすべてを決めていることを実感したのです。

効率よく仕事をするため、あらゆる方法を考えました。タイムマネジメントです。**どうすれば一番早く、効率が上がるかを考えながら、仕事がスムーズに進んでいる自分の姿をイメージしたのです。すると潜在意識から情報とアイデアがどんどん出てきました。**

そうやって仕事の順番、整理、ノートの区分けとあらゆる工夫を考え出したのです。この工夫こそが仕事を楽しむ基本だと思っています。常に良くすることは可能なのです。

現在、仕事も掃除も洗濯も、料理も人の3倍は早くできます。人並み外れた仕事量をこなしているうちに、3倍早くできる思考パターンが勝手にできてしまったのです。

一度パターンをつくってしまえば、何かをやろうとすると、潜在意識が一番効率的な方法を瞬時に教えてくれます。

表向きには事務員。裏では会長と呼ばれ（笑）、車業界のおもしろさを知りました。ただ、車のことはまったくわかりません。セドリックもクラウンも私が見れば同じです（笑）。

外車から始まり、国産車、レースカーと、流行に合わせて次々と展開していきました。

さまざまなカーレースにも参加。シリーズチャンピオンになり、雑誌でも取り上げられ、関西でも名前が知れ渡りました。展示会やショーなどでは、ほとんどトロフィーをいただいたほどです。そうやって有名な会社になっていったのです。そして18歳から描き続けた夢は紙に書いたとおり、完璧なまでに実現していったのです。残す目標はあとひとつのみとなりました。

イメージの力で10年目標をすべて達成

あとは30歳までにマイホーム、という夢の実現だけです。マイホームは両親への感謝を込めてプレゼントし、一緒に住むのが夢でした。

心の強さ、思い、情熱が、夢を実現させる原動力です。どれぐらいの熱い思いがあるか。そのマインドパワーがすべての現実を引き寄せてくるのです。

私は学生のころ、親を悲しませたり、苦しめた事が多々ありました。「いつか親孝行をしたい」そんな強い思いが、私をここまで動かせたのだと思います。

マイホームの絵も描いていていました。想像することで未来が創られることを信じていたからです。

海が近くにあり、三角の屋根、洋風の建物。家の中はフローリング、真っ白い壁、広いキッチン。そして両親の笑顔、家族の喜びの声……。

もうイメージするだけでわくわくしてきます。

そして29歳も後半に差し掛かったとき、ついにチャンスはやってきました。突然母が、海辺にきれいな家が建っているのを見つけてきたのです。
主人と両親を連れて見に行きました。何よりもまずは両親が気に入る家がいいと思っていたのですが、それは私がイメージした通りの家だったのです。5LDKで、2Fのベランダからは広大な海が目に飛び込んできます。海までは、歩いて3分。母もとても気に入った様子。すぐに購入を決めました。

玄関を入ると左手に和室。
ここは両親の部屋にいいなぁ。
廊下を進むと、右手にお風呂とトイレ、
そして突き当りがキッチン。
2Fには4部屋。和室2つに洋室2つ。
ひとつは母のお部屋に。
そしてあとは私たち夫婦の部屋。

よし、これでいこう。

母が喜ぶシャンデリアは2Fに。
出窓には、真っ白なカーテン。
日当たりも抜群。
周りは静かな環境で、
海の波音が心地よく響き渡っている……。

まさにイメージ通りでした。

実は入居の日は、母に内緒にしていました。さらに部屋の内装や、どこが母の部屋になるのかなどもシークレットに。ある日突然母に見せて、びっくりさせたかったのです。

そしてついにサプライズの日はやってきました。妹家族と朝からパーティーの準備です。

父には、母に内緒にしてもらうようにお願いをして、玄関の電気がついたら母を連れてきてほしいと伝えていました。

みんな母を喜ばせることでわくわくしていました。

ただ、準備が少し遅れたので、父は何回も家の近くを車でぐるぐる回っていたようですが(笑)。

母：「何を同じところをぐるぐる回ってるの？」

父：「今日は海辺でドライブや」

ようやく玄関の電気が付きました！

父：「ちょっと海辺の家でも見に行こか？」
母：「そんなん勝手に入ったらあかんよ」
父：「まあちょっとのぞくくらい大丈夫やって」
母：「あかん、あかんって」

こんな会話が続いていたそうです（笑）。

父：「まあちょっとだけやから」

私たちは玄関で両親が入ってくるのを待っています。
そして、ガチャンと玄関があいて、母が入ってきました！
「ママおめでとう！　今日からここがママの家よ！　ほら見て、ここがママの部屋……」
母はうるうるしながらもキョトンとしていました。

家族みんなの笑顔を見ました。みんなで乾杯をしました。ようやく初めて親孝行ができたのです。

私が天井に貼り付けた10年目標をすべて達成することができました。

自分が想像した未来は、すべて現実として創造することができたのです。

現在は子供が授からずに離婚はしましたが、両親との同居を認めてくれて、離婚して10年たった今でも自分の両親のようによくしてくれている元ダンナ様には本当に心から感謝です。

今は彼も再婚をして、幸せのようです。私たちは良き親友のような姉弟のような関係になりました。恵ちゃんありがとう！！

第2章

病気と気づき

病気が教えてくれた私の天職

催眠療法で、あの記憶を消せませんか？

ここまでは、ビジネスが成功するまでの道のりを中心に書いてきました。イメージの力を使い、順調に人生を歩んできたように思われた方もいらっしゃるかもしれません。確かにイメージの力で10年目標を完ぺきに達成することができました。しかし実際には、苦難も経験しました。イメージトレーニングに出逢い、次々と目標を達成していった私も、それが自己流であったがゆえに、自分を間違った方向に導いてしまったこともあるのです。

その苦難とは、病気でした。


本店をオープンさせて3年目を過ぎた26歳のある日のこと――。

美容院の本店に、ひとりのお客さんが入ってきました。

その方を担当した私は、言われた通りにカットをしていたのですが、そのお客さんが突然大きな声でバッシングを始めたのです。

美容師になって初めての経験でした。どの店で働いていても多くのお客さんから指名されていた私。技術にはある程度自信もありました。

とにかく言われた通りに丁寧にカットをしているけれど、バッシングはまったく止まりません。そして1時間ほど続いたある瞬間、突然呼吸困難になって身体が震え始めたのです。

今までは、どんなお客さんでも途中でハサミを置いたことはありません。その私でも、胸が苦しくてカットどころではなくなったのです。もうどうしようもなくなった私は、お客さんに謝り、他のスタッフに変わってもらいました。

スタッフも驚きを隠せない様子。当然です。いつもピンピン元気にしていた私ですから。私も何が起きたのかわからずに、ただバックルームでうずくまるばかりでした。

その日からです。毎朝仕事に行こうとすると吐くようになったのです。

夜もまったく眠ることができなくなりました。そして職場では身体が震え、思うようにカットができません。絶えず冷や汗も流れてきます。心臓はバクバクと大きく鼓動し、常に呼吸が苦しく、突然過呼吸になることもありました。とにかく普通の緊張感ではないのです。

私がそんな状態でも店を抜けるわけにはいきません。つらくても毎日気力をふり絞り、仕事に行っていました。しかし……。身体が悲鳴を上げているのに、そう長く続くわけもありません。ついに耐え切れずに病院へ行くことになりました。

すると、「精神科に行ってください」と言われたのです。それからは、精神科に通う日々の始まりです。

病名は「仕事上のストレスによる心身症」。それからは、安定剤と睡眠薬をのみ続ける毎日です。食事もろくにできずに、体重は激減して38キロに。

何よりもきっちりと仕事ができず、これまで築き上げてきた自信は失われていきました。そして、人前に出ることすら、おそれるようになっていったのです。

このときは、ちょうど3店舗目のオープンに向けた準備を進めていたころです。

3店舗目は、お世話になった東さんのためにと思って出店を決めた店。私個人の問題で、オープンを引き延ばすわけにもいきません。

この本が当時のスタッフの目にとまったら、きっとびっくりするでしょうね。みんなが心配するので、毎朝吐きながらでも仕事に行き、仕事中は誰にも気づかれないようにしていましたから。

病院へ行っても、カウンセリングのあとに薬をもらうだけで、何の治療もありません。ただ言われるのは、「仕事を早く辞めなさい！　自殺行為ですよ。本当に死にますよ！」。

よくも簡単にそんなことが言えるものだと思い、

「仕事を辞めるのならこんなところに来ないですよ！　仕事を続けたいから来ているんですからちゃんと治療してくださいよ！」と声を荒げたこともあります。

3店舗目のオープンを成功させたいという必死の思い。しかしその思いに逆らうように、悪くなる一方の身体。もう気が滅入っていたのでしょう。あまり感情的にならない私が、このときばかりは医者に食ってかかったのです。次に病院に行ったときには、違う医者に変わっていました。

病院の薬も効かなくなり、薬品会社に勤めていた友人に一番きつい睡眠薬をもらったこともありました。しかしどの医者に変わっても言われるのは「早く仕事を辞めなさい！」。完全にドクターストップでした。

親、妹にも言えず、ただ気力で持ちこたえていたような状態です。

病気に追い討ちをかけるかのように、今度は薬の副作用が出て、胃痙攣で入院。このときも、スタッフやお客さんだけには気づかれないようにするのがやっとでした。

家に帰るともう放心状態です。泣きじゃくり、吐き、薬づけ。心も身体もボロボロで、まさに地獄のような日々でした。

そして最後は、仕事中にバックルームで吐き、呼吸困難で倒れたのです。

店長もスタッフも突然のことで何がなんだか訳がわからず、店を続けるどころではない騒ぎに。とにかく私は、これ以上仕事を続けると危険な状態なので、家に帰って休むことにしました。これまでどんなに大変だったときでも店を空けたことがなかった私。その私が、働くことができずに、途中で抜けることになってしまった……。ショックでした。店を出たあと、絶望感でどうやって家まで戻ったのかもわかりません。

ゆっくり家で休んだ私は、次の日に何とか病院に行くことができました。しかしそこで、自分でも思いもよらないことを先生に言ったのです。

「催眠療法で、あの記憶を消せませんか?」

突然そんなことを口走った私は、自分でも不思議でした。

今はセラピスト(催眠療法士)の資格を持っていますが、このときはまったく知識がありません。当時は、攻撃的なお客さんのバッシングの記憶が自分を苦しめているのだと思っていたので、そんなことを言ったのかもしれません。とにかく当時の私は、誰に頼っていいのかもわからない状態だったのです。藁をもつかむ思い、まさに心の叫びだったのかもしれません。

このことは、後に自分がセラピストになって理由がわかりました。あのバッシングは引き金であって、根本の原因は幼少のころの記憶にあったのです。

記憶を消したいという私の申し出に対する医者の答えは「NO」でした(実際には催眠療法で治すことは可能です)。

「日本の医学とはこのレベルなのか? 患者をただ薬づけにするだけなのか?」

そんな大きな疑問がわいてきたのを覚えています。

当時の私の病状は、まさに抑圧された感情が極度の緊張を引き起こしていた状態。緊張すると筋肉は固くなり、鼓動が高まり、心臓麻痺、脳卒中、癌などの原因にもなり得ます。非常に危険な状態であったことは確かです。

私が今、生徒さんに過度の緊張を解くリラクゼーション、呼吸法を教えることができるのも、当時のこの経験があるからこそです。人生に無駄なんてひとつもないのです。

思考を変えると、可能性はいくらでも見出せる

薬をもらって家に帰る日々はその後も続き、もう働く気力もありませんでした。そして心も身体も限界に達していた、そのときです。また私を救ってくれる人が現れたのです。本当に必要なときは、助けてくれる人が必ず現れる……。そう信じていた私には、まさに救世主とさえ思ったほどです。

ある日、心も身体も疲れ果てて、家で呆然としていたとき、一本の電話がありました。23歳で美容室をオープン後、私をずっと支え続けてくれていた和田社長からでした。私はこのときに初めて、まだ誰にも話したことがなかった病気のことを正直に伝えたのです。

「こんなにがんばってきたのに……。もう心も身体も限界で、これ以上働けない……」

いつも和田さんの前では笑顔でいたのに、この日は泣きじゃくりながら私は訴えました。

すると和田さんから意外な答えが返ってきました。

「よかったじゃない。これで経営者、本物のプロデューサーになれるよ！　経営者が店に

いなくても会社は成立するし、プロデューサーとして生きていけってことだよ」

そう言うのです。一瞬涙が止まりました。

救われました。本当に救われました。心がスーっと開放されていくのがわかりました。今思えば、和田さんは命の恩人と言っても過言ではありません。

「絶望なんかじゃない。他にも可能性があったんだ。まだ希望があったんだ……」

私は号泣しながら、和田さんに「ありがとう」と何度も何度も伝えました。和田さんにそう言ってもらうまでは、私が抜けるとお店がつぶれると思って仕事を続けていたのです。

和田さんのひと言で、**ひとつの思考にこり固まって、他の可能性がまったく見えていなかった**自分に気がつきました。

この日をきっかけに、もう病院へ行くのはやめよう。薬もやめよう。こうなったら自分で自分の病気を治そう。必ず方法はあるはず。必ず見つかる!、そう信じることができるようになりました。

このときの経験を通じて、私はまたひとつ、大切なことを学んだのです。それは、たったひとりの言葉でも、人は絶望から立ち直り、希望を持つことができるということ。**人は憎んでも生きていける。怒っても生きていける。お金がなくても生きていける。でも希望がないと生きていけない。大切なのは「希望」なのです。**

今、リストラにあった人に、「よかったじゃない。ようやく本当にやりたい仕事ができますね！」と、こんなメッセージを伝えることができるのも、和田さんにかけていただいた言葉のおかげです。

医者は仕事を辞めろと私に言いました。

しかし、もし辞めただけなら、私は生きがいを失っていたでしょう。

仕事を辞めるのではなく、他の解決の方法を見つければよかったのです。それはやがて生きる希望へと姿を変えていくのですから。

最近とくに、自殺者が増えています。小さいころに何度となく自分の首を絞めた私。病気になって心も身体もズタズタになった私。そんな私には、彼らの気持ちが痛いほどよくわかります。

彼らはただ、希望を見失っているのです。**そして可能性を考える思考がないだけなのです。**

和田さんの電話がなかったら私もどうなっていたかわかりません。

少し思考を変えるだけでいいのです。常に可能性はあるのです。

たった今、何かに苦しんでいる人がこの本を読まれているのなら、他の道があることにどうか気がついてください。必ず他にも方法はあります。必ず希望はあります。

その後――。

和田さんのひと言で大切なことに気づいた私は、美容師の現場からは離れ、プロデューサーの道へ進むことに。私はこの病気がきっかけで、セラピストとして、イメージトレーナーとして、天職へと導かれていきました。

天職に出逢う瞬間

結婚してからも、和田さん以外には自分の病気のことは隠していました。手が震え、呼吸困難もありました。でも「自分の病気は必ず自分で治してみせる!」と言い聞かせ、薬も一切やめました。少しずつですが、本来の自分をとり戻し、自信も回復しかけていたころです。

そんなある日のこと。仲良くさせていただいていた顧問労務士、岡田先生からこんな一本の電話がありました。

「尾崎さんの人生、これからさらに成功するためにもきっと役立つセミナーがあるんだけど、行きませんか?」

岡田先生のことは信頼していましたし、病気回復に役に立つと思い参加することになったのです。

チャンスだと思いました。**自分が欲しいものを手に入れている姿を強くイメージすると、それを手に入れるためにチャンスがめぐってくるようになります。**このときの私がそうです。健康を取り戻し、元気になった自分を常にイメージしていた私は、健康に関する物事とチャンネルが合い、情報を引き寄せたのです。

セミナーが直接健康に結びつくわけではありません。しかしセミナーを通して病気を克服できる、学ぶものがあると、そう直感的に思ったのです。

私はセミナーというものに参加したことはありませんでした。しかし心が変わると、良いものに出逢います（でもまさかこれが自分の天職になるとは、当時の私には想像すらできないことでした）。

セミナー参加を決めた私は、初めて東京に行きました。こんな機会も一生に1回くらいしかないと考えていた私は、奮発して高級ホテルに泊まりました。まさかこの後2年も東京に通うことになるとも知らずに（笑）。

そしてセミナー初日――。

私は不思議な感覚におそわれました。

「あれ？　私、もしかしてセミナースピーカーという仕事、するようになるんじゃ？」

そう感じたのです。今思い出しても不思議な感覚ですが、天職に出逢う瞬間とは、こういうものなのかもしれません。

しかし私はまだ病気は治っていませんでしたし、そもそもトレーナーになるためにセミナーに参加しているわけでもありません。自分の仕事もあります。

そんなことを感じつつもセミナーは毎回参加し、ベーシックセミナーが終了、そして次のセミナーも無事卒業しました。最後の上級コースはヴィジョンセミナーというもの。ビジネスや目標を達成するための方法を学ぶセミナーでしたが、ビジネスの目標はほぼ達成していたので私には関係ないと思い、そのコースは参加しないことにしたのです。

すると、そのセミナーのトレーナーから参加するよう何度も電話がかかってくるではないですか。その度に丁寧にお断りしていたのですが、それでも何回も電話がかかってくるのです。

あまりにも押しが強いので、最後は根負けして東京でお会いしたら、「あなたがいないと成立しないのよ！　受講料、交通費はすべて私が出すからどうしてもきてほしい」と懇願されたのです。私はキョトンとしてしまいました。

セミナーの受講料をトレーナーが支払うなんて聞いたことがありません。

でも、「自分が必要とされている」という熱い思いが、トレーナーからひしひしと伝わってくるのです。おかげで自信を失っていた私には大きな励みとなりました。

トレーナーに話を聞くと、表向きには私が受講生としてセミナーに参加しながら、実際にはトレーナーとしての役割を担ってほしいという内容でした（他の受講生はそのことは知りません)。こういったヴィジョンセミナーを成功させるためには、参加者みんなが一体となって、お互いに目標達成に向けて気持ちを盛り上げていく必要があります。私が初期のセミナーに参加していたときは、常に参加者の立場からその場を盛り上げ、熱い魂でみんなを引っ張っていたように思います。トレーナーはそんな私のハートの熱さを見抜き、何が何でも私を参加させたかったのかもしれません。トレーナーの要望に最初は驚きましたが、彼女の熱い思いに押され、最終的に引き受けることにしたのです。

私が影のトレーナーとして参加したセミナーは、結果として参加者全員がヴィジョンを達成することができました。私が得意だったのは、他の人のヴィジョンを引き出してあげること。この経験が、私がトレーナーとしてやっていくきっかけになったのです。

セミナー終了後、トレーナーからお礼の電話がありました。そしてトレーナーから貴重なアドバイスをいただいたのです。

私が１００％だと思って働いている状態は、実は他の人が２００％の力を出しているのと同じくらいだということ。これから先も同じように全力疾走すれば、いつかつぶれる。あなたは自分が１００％だと思うところを30％減らしてちょうどいいのよ、そう言っていただいたのです。

病気になりながらも必死で働き、何事にも妥協を許さなかった私。トレーナーの言葉をきっかけに、もう少し休みながら楽しく人生を歩んでいこうと思えるようになりました。

病気は悪いわけじゃない。自分の道を教えてくれる

その後も、自分の仕事を続けつつ、病気とも格闘しながら2年間東京に通い、ボランティアのアシスタントとしてセミナーに参加し続けました。ボランティアなので報酬はありませんでしたが、これが自分の天職かもしれないと気づき始めていたときです。アシスタントをしながら、この経験がトレーナーの勉強として大いに役立ちました。

その後も自分を磨くため、病気回復のために、さらに心の勉強を続けました。ストレスマネジメント、人間行動学も学び、個性学（人間行動学）のトレーナーになったのもそのころです。

インドへの旅も経験しました。カースト制度の最下層の人びとの中には、腕や足を親に切断され、乞食としてしか生きるすべのない人もいるという現実を目の当たりにし、自分の置かれた現状、育った環境がいかに恵まれていたのかを痛感しました。貧困にあえぐインドという国の現実を知ったこと、聖者との出逢いなどを通して、悲鳴を上げていた私の心がゆっくりと、少しずつ解放されていくのをこのとき感じたのを今でも覚えています。

セミナーのアシスタントをした経験、ヒーリング、セミナーへの参加、インドの旅など、すべては心という目に見えないものとの出逢いでした。若い頃から本ではいろいろと学んで

きましたが、実際にやってみるのとではわけが違います。

私が心の研究のために自ら動いて勉強したこと。

それは――自己啓発、個性学（人間行動学）、イメージトレーニング、トランスパーソナル心理学、ブリージングセミナー、レイキヒーリング、リバーシングブリージング、波動、キネシオロジー、カイロ、温熱療法、潜在能力開発、ヒプノセラピー、成功セミナー、自己超越セミナー、NLP、マネーセミナー、ストレスマネージメント、スピリチュアルヒーリング……投資金額はまさに3000万円以上です。こんな数え切れないくらいの経験、試行錯誤の中で、学び、気づき、**自分の力で自分の病気を克服**していったのです。そして、そんな人生の経験を通じて、**人が人として豊かに生きていくためには、すべてのバランスをとることが大切**だということに気がつきました。

東洋医学と西洋医学。

肉体、心、精神。

思考、感情、言葉。

物質社会と精神社会。

目に見えるものと目に見えないもの。

右脳と左脳。

これらすべてのバランスをとって生きていくことこそ、21世紀を豊かに過ごすために必要だと考えています。

成功者の本当の意味も考えました。そこで得た答え。それは、**成功とは経済的に豊かになることだけじゃない。心も身体も魂も健康であってこそ成功といえる。**成功者とは、そうやって幸せに生きている人のことなのだということを知りました。

自分の人生で病気になったこと。それは最大のチャンスであり、成長でもあり、天職への道を教えてくれた出来事でもありました。

病気は悪いわけじゃなかった。自分が目指すべき道を教えてくれたのです。

第3章

新たな挑戦

資格取得を目指して39歳でアメリカへ

初めてのセミナーライブ開催。参加人数は250名突破！

さまざまな人間研究を通して自分で自分の病気を克服した私。その試行錯誤の時期は、まさに天職に導かれたときでもありました。その天職とは、心のセラピスト。辛い心の病を経験したからこそできる天職だと直感し、勉強を続けたのです。

催眠療法士のＪさんと出逢ったのも、ちょうどそのころ。当時参加していた人間行動学のセミナーのパーティーに参加したところ、Ｊさんがイマジネーションライブ（催眠のショー）をされていたのです。

Ｊさんのことは、過去に一度テレビで見たことがあり知っていました。催眠を勉強しているときに出逢うように運命的に決まっていたのでしょう。

イマジネーションライブというのは、当時はまだまだ誤解も多く、催眠療法士は周囲から批判されることが多かった時代です。しかし彼の催眠ショーはあやしくもなく、人間の潜在能力の素晴らしさが伝わるように上手く構成されていました。

そのライブがきっかけでＪさんと話をするようになったのです。そしてＪさんから「関西でイマジネーションライブをやりませんか？」と提案され、関西初のライブを企画することになりました。

催眠ショーを一般の人に誤解なく伝えるのは楽ではありませんでしたが、私はショーの成功に自信を持っていました。そしてショーの内容に自信を持っていたからこそ、ショーの魅力が相手に伝わり、多くの方にチケットを買っていただくことができたのです。

結果として、一般の方を対象とした初ライブは大成功を収めました。なんと目標の250名を突破することができたのです。さらに立ち見も出るほどの反響ぶり。立ち見のおかげで会場は埋め尽くされて大盛り上がりです。多くの人に喜ばれ、「次はいつするの？」「よかったーーー！！」「楽しかったわ！」と初企画にして私も感動でいっぱいでした。Ｊさんが一般の人を対象にしたライブで、目標人数を達成したのはそのときが初めてとのこと。Ｊさんも大喜びでした。

この関西初ライブの成功がきっかけで、ＪさんとスクールSを一緒に開催するようになったのです。とても自然な流れでした。いつしか「Ｊさん―尾崎コンビ」ができ上がりました。

関西のスクール第1期生は、私の友人を集めての40名からスタート。私はプロデューサーとしてセミナーを企画したり、本を出版したり、ＣＤをリリースしたり……美容室とオートガレージの仕事と3本立ての生活で、もう目が回るほどの忙しさでしたが、とても充実した日々でした。企画に関しては、ありとあらゆるセミナーに参加してきたおかげで、参加者に喜んでもらえる構成を熟知していました。何の問題もありません。多くの方に喜んでいただくことができたのです。

その後会社を設立。２０００人のライブ、７５００人のライブ、ホテルのディナーショーをはじめ、セミナー、スクールの規模と数も次第に拡大し、数年の間になんと数万人の方に潜在能力の素晴らしさなど人間の可能性を伝えることができたのです。

ふたりで夢を語り合い、語り合った夢はすべて実現していきました。

本当に忙しかったですが、楽しい日々でした。東京でもスクールを立ちあげ、すべては順調でした。

しかし――。

５年目頃からお互いの目指す方向性の違いがはっきりと分かれてきました。彼は、私が学んできたスピリチュアルな内容には興味がなく、伝えたい内容に大きな差が生じてきたのです。同じヒプノセラピストでも、トランスパーソナルヒプノセラピストとヒプノセラピストでは違うのです。

私は彼と出逢うまでの間に、トランスパーソナルの勉強もしていました。ですので、スクールではスピリチュアルなことも伝えたかったのです。

心に迷いが出てきました。心に正直に動いて彼と離れるか？　ここまで一緒にやってきてすべてを捨てるのか？　私たちを信頼してくれている生徒さんに対して失礼ではないか？　代表取締役としての責任があるのではないか？

そんなとき、ある方と出逢い、こんなひと言をいただいたのです。

「あなたは、一緒に働いている方と、登る山が違うわ。あなたは、こちらの山に登って多くの人に喜びを与える人ですよ」

その言葉にとても驚きました。なぜなら私は常に答えは自分の中あり、誰かに答えを求めたことはなかったからです。もちろん彼女にも心の内は何も言っていなかったからです。心に正直に動けと肩を押されているような気持ちでした。

Ｊさんに対する感謝の気持ちも当然ありました。Ｊさんや会社に対する執着心もありました。しかし、自分の心の声に正直に従って、自分の天職に向かって生きていこう、そう決心したのです。

私たちは、ひとつの山を共に登り切りました。そして次の山が違っていただけなのです。

Ｊさんとの出逢いは、私にとって財産であり、成長であり、心から感謝しています。彼は今もテレビ出演、セミナーなどで活躍され、多くの方に喜びを与えています。

39歳からの挑戦

Jさんと離れ、自分の道を歩み始めた私は、病気のときに和田社長に言われた言葉を思い出しました。

必ず希望はある。必ず可能性はある――

そして学生時代からの夢だったアメリカ留学を果たすため、そしてヒプノセラピストの資格を取得するため、アメリカへ渡る決心をしたのです。

ヒプノセラピーに関しては、すでに多くの方から学んでいたので自信はありましたが、本場でさらに深く勉強したかったのと、日本では世界に通用する協会も資格制度もなかったので、アメリカでヒプノセラピストとしての力をさらに高め、資格も取得しようと考えたのです。

美容室は全店暖簾わけをしました。そして、離婚後も一緒に会社を経営していた元ダンナさんにも自分の夢を伝えました。彼は気持ちよくOKし、「もうこうなったらお前がどこまでやるのか見てみたいわ！！」と応援までしてくたのです。両親は止めても無駄だという私の性格を一番よく知っています（笑）。

「さあ、39歳尾崎里美、英語もしゃべれない私にアメリカで資格が取得できるのか？　人生これだから楽しい。ピンチはいつもチャンス！　チャレンジすることこそ楽しい人生！　取得できるかどうかなんて結果論。この世に失敗も成功もない。またやり方を変えればいいだけ。そしてやっていないのに結果がわかるはずはない。何よりこのプロセスこそが人生。どうせ生きるのなら楽しまなくっちゃ！　そしてできるかできないかは自分次第！」

そんなどこまでも前向きな考えで、アメリカへ留学したのです。

アメリカに渡った目的は、全米催眠療法協会（ＮＧＨ）が発行するヒプノセラピストの資格を取得するため。ＮＧＨとは、世界45カ国に約７５００名の会員を擁する（２００５年１月現在）アメリカ最大のヒプノセラピストの非営利団体のこと。ヒプノセラピストの多くが取得を目指す、世界に認められたライセンスです。今では日本のスクールで勉強して取得することもできますが、当時はアメリカへ渡るしか方法がなかったのです。ですので、当時取得していた日本人はほとんどいなかったと記憶しています。

資格取得までに自分に課した期間は、２年。その間に英語を学び、その上で資格取得のための勉強もしないといけません。そのため、まずは語学学校に入学して、英語を勉強することにしました。そして、学生時代からの夢でもあったホームステイをすることに。その方が英語の上達が早いと思ったのと、純粋に楽しいと思ったから。何事も楽しむのがモットーの私にとって、39歳で初めての留学、初めてのホームステイという経験は他には変えがたい本当に貴重な体験になると考えたのです。

ホームステイ先は、サンフランシスコにあるイングリッドというドイツ人の家。何10年もアメリカで生活をしているイベント会社のボスで、部屋を貸しているのは文化交流のためとのこと。同居人のパトリッシアはスイス人で学校の先生。1Fが私の部屋、2Fがパトリッシアの部屋、3Fがイングリッドの部屋。プライベートも完全に守られています。こうして女性3人の同居生活が始まりました。

大人3人ということで、とにかくすべてが自由でした。パトリッシアはシスコで彼を見つけ、夜は必ず外出。イングリッドは食事のときに必ず私に英会話を教えてくれました。私のジャパニーズイングリッシュが大受けで、何回も「シスコじゃなくってスイスコ！　スイスコ！　スイスコ！　わっはっは！」と（笑）。

でも英語がわからないはずなのに、イングリッドだけは言いたいことが何となく理解できたのです。休みは毎週のようにホームパーティーやコンサートに行ったりと充実した日々。若い頃に行く留学生活も楽しいと思うけれど、39歳でお金を貯めてから留学するのも案外いいかも？　と思ったり。とにかく楽しい毎日でした。

イングリッドの家には映画監督、作家、アートコレクター、学校の先生、ブッダのプロデューサーという肩書きの人など、とにかくみんな雑誌で紹介されているようなすごい人たちばかりが出入りしていました。しかもお隣は俳優さん。おかげで舞台に招待していただくなど、とにかくラッキーなことがたくさんありました。

すべての出逢いは必然、まさにイメージ通り

人との出逢いは偶然ではなく、必然だと思っています。**どういう人と出逢いたいのかを常にイメージしていると、必ず出逢う**のです。ここで、渡米生活のエピソードを少しご紹介します。

ある日、ブッダのプロデューサーであるゼビラとイングリッドの家にいたときのこと。デザイナーのジギーが家に訪ねてきたのです。部屋に入ってきたジギーから、さとみはなぜ英語を勉強しているのかと聞かれ、事情を説明すると、なんとジギーもヒプノセラピストだったのです！　そもそもゼビラとジギーは出逢ったときから、何となく相通じるものがあるなと思っていました。やはり出逢うべくして出逢ったのです。

ネイティブアメリカンだけを撮影しているカメラマン・グンターとの出逢いは感動的でした。なぜなら、渡米前に「ネイティブアメリカンと出逢う」と目標シートに書いていたから

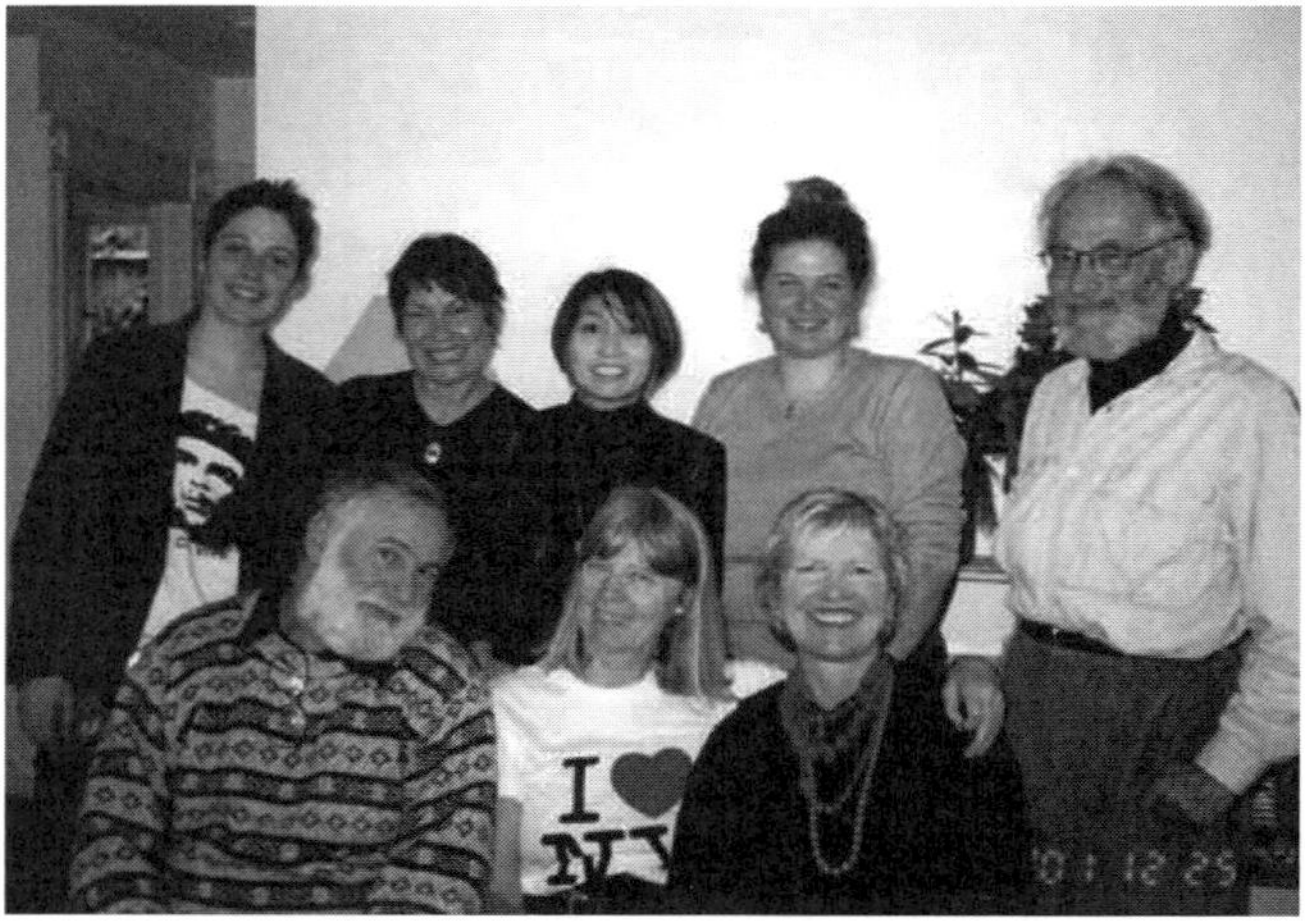

イングリッドの家にて仲間たちと撮影

です。「よっしゃ!!　来た!!」って感じでした（笑）。

私はネイティブアメリカンが大好きで、必ず会えると信じていました。

ある日、グンターの髪をカットしてあげたのですが（その後うわさが広まり、見知らぬ人まで髪を切ってほしいと頼まれることに、笑）、お礼にと誘ってもらったのが、なんとネイティブアメリカンのコンサートだったのです！

インディアンジュエリーをじゃらじゃらと身に付けたロングヘアーのインディアンが約２０００人、大きな会場に続々と入ってきます。会場に２０００人ものインディアンが並ぶ姿は壮大で、その圧倒的な迫力に言葉も失うほど。そして２０００人ものインディアンが歌うインディアンミュージックは、会場全体を感動と興奮の渦に巻き込んで、ビップ席に招待された私はもう涙があふれて止まりませんでした。臨場感あふれる歌声で観客全体を魅了したインディアンコンサートは、今でも私の一生の宝物です。ネイティブアメリカンと出逢うと渡米前に書いた私の目標は、そんな忘れ得ない感動と共に実現したのです。

イメージの力は本当にすばらしい。こうしてイメージした人とも出逢えるのですから。

そこにたどり着くための出逢いは必ず訪れる

サンフランシスコでは、イングリッドの家にホームステイをしながら語学学校に通う毎日。そして前述の通り留学生活を本当にエンジョイしました。長年仕事一筋で生きてきた自分にとって、ちょうどいい休養になったのかもしれません。しかし資格取得までの期限を２年と定めていたので、資格の勉強も早く始めなければなりません。

ついに私は、イングリッドの家での楽しい生活に区切りをつけ、ＬＡに引越しすることに決めたのです。目標のＮＧＨの学校に入学するためです。

しかしその時点では、まだ私は英語が完璧なわけではありませんでした。学校に入るにはまだまだ未熟だったのです。しかし英語の勉強にこれ以上時間を費やすこともできません。そこで私は、潜在意識にこう問いかけることにしました。

「他に方法はないものか？　英語ができなくても学校に入れる方法は？」

1週間後。お風呂に入っているときにふと潜在意識から答えが上がってきました。その答えとは……なんと〝通訳〟でした（笑）。どうして今まで気がつかなかったのでしょう（笑）。とにかく英語が完ぺきじゃなくても、通訳を通せばなんとかなる！　そう考えた私は、世界中のNGHのインストラクター（協会のライセンスを発行できるドクター・教授）の中からアメリカ、イギリスの英語圏内のドクターたちをピックアップして、約20名に一斉にメールを送ったのです。

私は心を込めてメールを書きました。そう、すばらしい方との出逢いをイメージして……

「私はNGHの資格を取得するためにアメリカに来て、英語を勉強しています。日本では催眠について、セラピーについて、ブリージングについて、脳についてさまざまな勉強をしてきましたので知識も技術もあります。ただ日本では大きな協会もありませんし、資格制度もありません。本場アメリカでもう一度学び、資格を取得したいと考えています。ただ英語が完璧ではありません。どうか通訳付きで入学させてもらえないでしょうか？　どうか私の夢を叶えさせてください。お返事をお待ちしています」

するとひとりだけ、返事をくれた人がいたのです。

「ハイ！　さとみ。あなたのメールを見てびっくりしました。これは運命的な出逢いです。なぜなら私は世界中を回っていて、次は日本に行く予定なのです。日本に行くことに決まった日にあなたからのメールを見て驚きました。日本人は今ストレス状態であると聞いています。日本の方に役に立てることを私はうれしく思います。そして初めて日本人の方に教えることができることもとてもうれしいメールでした。私は世界中の子供たちに英語も教えてきましたので、通訳がなくてもあなたの語学力で十分教えることはできます。運命の出逢いです。あなたに資格を与えましょう。そしてまた日本でも会えるでしょう。どうぞ私のもとに来てください。出逢いを楽しみにしています」

しっかりと目標を定めて、目標達成のイメージを描いていたら、やっぱりイメージは現実化したのです。そして**イメージすると、そこへたどり着くための出逢いが必ずある**のです。それからメールでお互いについて、催眠について、セラピーについて、人間の心について、仕事について……いろいろなコミュニケーションをとりました。

それはもうまさしくセッションそのもので、ときには私の質問にレポート用紙2枚ほど書かれていることもありました。

その丁寧で親切な対応に、セラピストとして、人間として尊敬し、この人から学びたいと本気で思うようになったのです。

プロライセンス取得に向けて猛勉強の日々

ついに彼女とお会いする日がやってきました。わくわくしながら迎えた彼女との対面でしたが、絶えずメールで情報交換をしていたので、信頼関係はすっかりできあがっていました。

彼女との出逢いでとてもラッキーなことがありました。彼女はイギリス人と結婚し、イギリスの催眠思考協会（The Hypnothink Foundation）の会長であるアーシュラ・マーカム氏の一番弟子で、イギリスのライセンスも発行できるというのです！　この出逢いを必然と言わずして何というのでしょうか。なぜなら、いずれイギリスの資格も取得しようと思っていたのですから。アメリカのＮＧＨの資格を取得している日本人はいても、イギリスの資格を持っている人は誰ひとりいなかったからです。

イギリスとアメリカの授業の教科書をあわせると、全部で４００ページ以上。もちろん英語です。しかも、辞書にも載っていない専門用語がびっしり。ひとつ資格を取得するだけでも大変なのに、勉強する内容が2倍に増えました。でも、こんなチャンスを見逃すわけにはいきません。実際、ふたつのライセンス取得の授業は長時間に及び、毎日徹夜です。決して楽ではありませんでした。でも、私の英語が未熟だからという理由で、迷惑をかけるわけにもいきません。私のために授業のスピードが遅くなってはいけないと、毎夜、次の日に勉強する内容をすべて日本語に訳し、教科書にびっしりと書き込んでいたのです。睡眠時間は毎日1時間ほどしかなく、生まれて始めてメバチコができました（笑）。目は腫れ上がり、片目で授業を受けないといけないほどでしたが、私以外にもうひとりライセンスを取得するために授業を受けていたベンジャミンが本当によく助けてくれました。

日本語訳を書いた私の教科書を見て、「さとみは勉強家だ」と言って難しいところにアンダーラインを引いてくれたり、疲れたときはヒーリングをしてくれたり……。これがまた初めて知るヒーリング法で、肉体のバランスとエネルギー調整をしてくれて、とっても気持ちがいい。おかげでベンジャミンのヒーリング法も教えてもらえることができたのです。

授業では、ほとんどの内容は理解できました。日本で学んだおかげです。ただ問題は、英語でのチューニングです。ここでもラッキーなことにベンジャミンの奥様が日本人で、私の日本語が少しわかったのです。日本語まじりの英語でチューニングを行い、何とかやっていけました。たぶん彼女が私のために、日本語が少しわかる人を一緒に入れてくれていたのだと思います。

イギリス、アメリカのプロライセンス取得

とにかく3人とも陽気で、授業は笑いがいっぱいでした。昼食はお手伝いさんがいて、食事を3人でいただきます。ベンジャミンは100%ベジタリアンだったので、自分でトウフハンバーグとかをつくってもってきていました。

今まで多くの人に催眠を教えてもらいましたが、新たに学ぶことが本当に多かったのです。決心してアメリカに来た甲斐がありました。

NGHでは毎年、ラスベガスに世界中のドクターが集まりコンベンションを開きます。彼女のオリジナルヒーリングはコンベンションでも発表され評価されています。

彼女はラッキーなことに、トランスパーソナルヒプノセラピストでした。私と同じ方向性だったのです。NGHはヒプノセラピストの授業だけでトランスパーソナルは教えていないのですが、イギリスの資格がトランスパーソナルだったので、私はどちらの授業も受けることができました。

彼女のオリジナルヒーリングは「他人を許す」というチューニング方法。すべての病気は、他人を許せないことに起因すると言います。私はそんな彼女のチューニング法にとても感動しました。

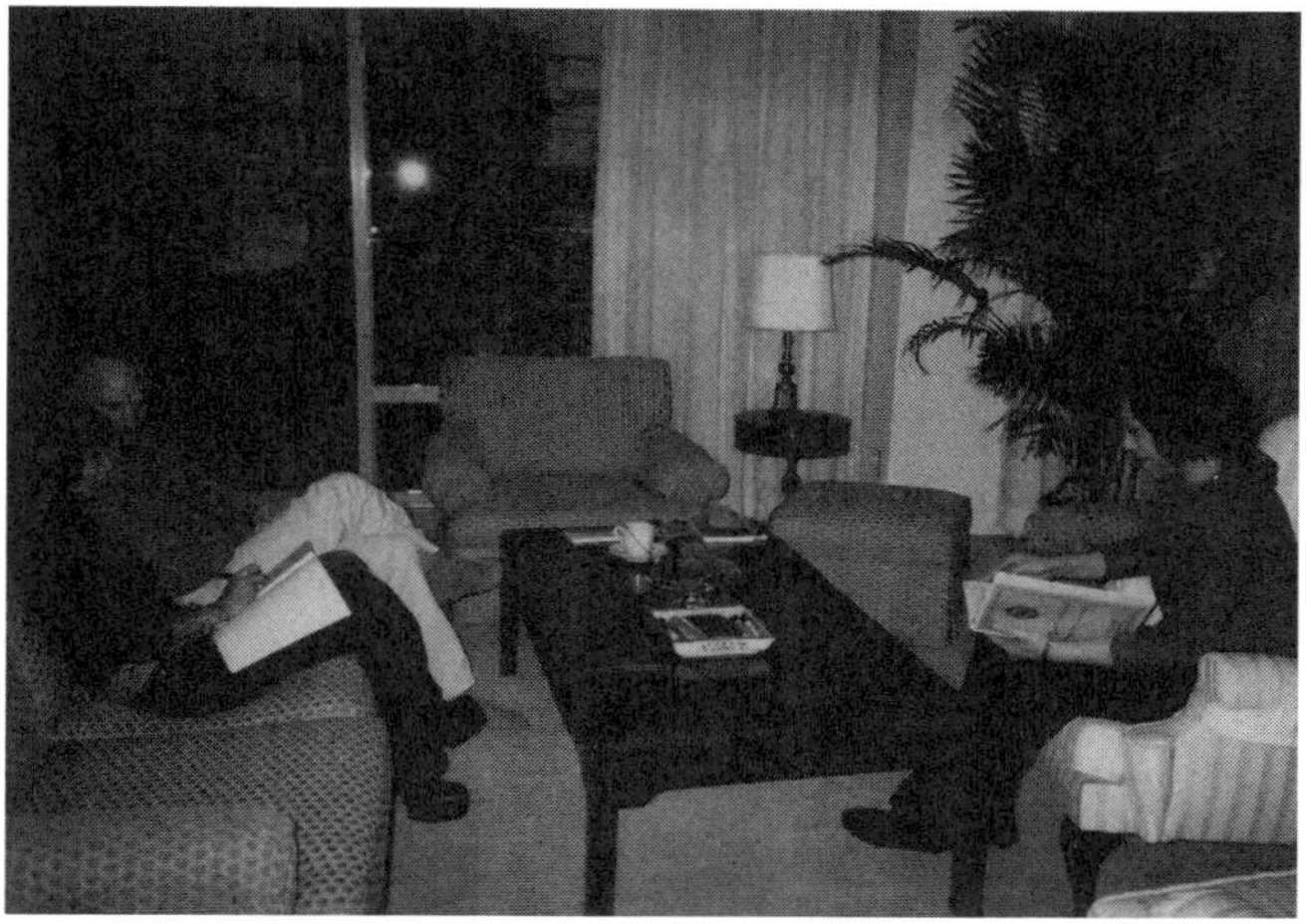

プロライセンス取得に向けた授業風景

彼女のオリジナルヒーリングはNGHでも認められました。私も現在、「他人を許す」という授業ができるのも彼女のおかげです。

休みの日にまで食事に誘っていただき、個人授業を受けました。日本でスクールをしていたことも伝えていましたので、師弟関係というよりは同じセラピスト同士として、「さとみはどう思う?」と聞かれることも多く、私が勉強をしてきた知識をお伝えすると、感動してかなり評価していただきました。

とくにセミナーのつくり方のテストは長年経験を積んできていただけに評価も高く、一回見せてほしいと頼まれたほどです。

確かに言葉の壁も大きく、何回も「what's

does it mean?」と聞き直すことも多く、「さとみは英語と両方学べるね！」と笑われることも多かったのですが、本当にイメージ通りだったのです。

そんな辛い中にも楽しさがあり、ふたりから手を差し伸べられたからこそ、つたない私の英語力でもなんとか無事、イギリスとアメリカの協会のプロライセンステストに合格できたのです。**とくにイギリスのThe Hypnothink Foundation（催眠思考協会）の資格は、日本人初の取得です。**ふたつの資格を取得後、ドクターとハグをするイメージをしっかりと描いていたのですが、そのイメージは現実となったのです。卒業式では、３人でお祝いのパーティをしました。本当に楽しい思い出です。

第4章

再出発

お笑いトレーナー「尾崎里美」誕生

毎月1500人が訪れるスクールに

アメリカから帰国した私は、すぐに会社を再開しました。最初のクライアントは、渡米前からセラピーをさせていただいていた大手企業の役員の方。毎週、大手企業の社長様や秘書の方を連れて来ていただくなど、スクールが軌道に乗るまでの後押しを随分としていただきました。

会社再開後、しばらくはオートガレージの会社、イベント会社の役員と3つのビジネスを両立していたのですが、やはり天職一本にしぼることに。なぜなら、**イメージを現実化させるためには、集中する必要があるから**です。他業界をすべて辞めたことで、本当に自分がやりたかったスクールに全神経を集中させることができるようになったのです。

私の帰国のうわさが流れ、昔の生徒さんたちがまた参加してくれるようになりました。

私はいまだに広告も宣伝も一切していないのですが、経営者やスポーツ関係の方々、ロータリークラブ、ネットワークビジネスの方々などに一気に広がっていったのです。社員教育の顧問やスポーツ選手のイメージトレーニング、経営者セミナー、講演依頼まで、内容は多岐に渡ります。そして再開後2年目には、口コミで毎月1500人もの生徒さんに来ていただくまでになったのです。

現在、一般の方に向けたイメトレ授業は、1日朝昼晩と3セット。1回の授業は3時間なので、合計9時間しゃべりっぱなしです。

予約は半年先までいっぱいです。1年先の授業まで予約が入っているときもあるほどの反響ぶり。もう毎日が徹夜状態ですが、「どうやったらもっと喜んでいただけるのだろう?」と、常に工夫を考える毎日です。

卒業式には、一人ずつ手書きのアファメーションカードをプレゼントすることにしました。アファメーションカードとは、なりたい自分になるための「自己宣言」が書かれたカードのこと。夢を叶えるための言葉が書かれているといえばわかりやすいでしょうか。

しかしこのプレゼントは、生徒さんに言葉を書いてもらうわけではありません。私が夜なべして(笑)、一枚一枚心を込めて書いています。さらに手渡しではなく、カードをすべて裏向けて机に置き、一人ずつ直感で引いてもらうのです。

〝直感で引く〟というところがポイントです。そうすることで、まさに生徒さんに〝今〟必要な言葉を自分で引き当てるようになるのです。カードを引いた生徒さんは、自分がまさに求めていた言葉が書いてあったと口々におっしゃいます。そうです。その言葉との出逢いも、必然なのです。

このプレゼントには、卒業後も授業で学んだことに加えて、自らが必然的に選んだ言葉を胸に、素晴らしい毎日を送ってもらいたいとの願いを込めています。

こうやって新しいアイデアが降りてくると、みんなの喜ぶ顔が心に浮かび、次の日が来るのがわくわくと待ち遠しくなります。そしていつしか時間が経つのも忘れ、気がついたら徹夜という状態です。

私の授業は、半数以上の方が再受講されるので、できる限り新しい内容を考えます。ですから私もどんどん成長させてもらえるのです。5年の顧問契約で授業を行ったクラスでも、同じ内容はまったくやっていないことも多くあります。冗談で「もう本当に教えることがないから卒業して！　お願いやから。本当にもうネタないよ」ということもあります。半分冗談ですが半分本気です（笑）。そうやって試行錯誤を繰り返しつつ、オリジナルのイメージトレーニング法を確立していったのです。

生徒さんの中には、講師である私に依存してしまう方もいらっしゃいます。自分の力ではなく、私の力に頼ろうとするのです。しかし私は、できる限り依存させないように心がけています。自分の力を信じてほしいからです。

いつから私たちは自分よりも他人の力を信じてしまうようになったのでしょう？
占い師に聞かなければ自分のやりたいことが見つからないのでしょうか？

自分のことを一番知っているのは、自分自身です。人間の99・9％は、同じ遺伝子だということをご存知でしょうか？　**オリンピック金メダリストも、ノーベル賞受賞者も、同じ人間。そして、99・9％が同じ遺伝子**です。みんなすごい力を持っているのです。その力を活かすも殺すも、すべては自分自身。世に知られた成功者は、自分の遺伝子の活かし方が上手い人、と言い換えることもできるでしょう。自分のマインドパワーを信じてあげてください。信じることから、すべてが始まるのです。

反対に、**外側の力を信じれば信じるほど、潜在意識は自分には力がないと勝手に判断してしまいます。**みんなすばらしい力を持っているのに、潜在意識が自分には力がないと判断してしまえば、その時点で本当に力が発揮されないようになってしまうのです。

すべては、イメージすることから始まる

会社を再開した当初は、イメージトレーニングスクールを行っていたのは顧問契約した企業のみでした。一般の方には1回だけの理論セミナーだけしかやっていなかったのです。

そんな中、一人の大学生の男の子が、1回だけの理論セミナーに何度も参加していたのです。そして彼から、こんなメールが何度も届くようになりました。

「今度留学します。どうしても先生の7回コースを受講してから留学したいので、お願いです。どうか僕が受講できる一般クラスをつくってください」

彼は何度もセミナーに参加してくれていましたし、学びたいという強い思いは十分に伝わっていました。当時は前述の通り他業種の会社も掛け持ちでやっていたころで、顧問契約セミナーだけで手が回らない状態だったのですが、彼の想いをかたちにするため、他業種の会社はすべて譲り、3年前から毎月1回のペースで一般コースも開催するようになったのです。

ひとりの大学生の思いがきっかけで生まれた一般コース。実はこれこそが、私がイメージトレーナーとして本当にやりたいことだったのです。

私の得意分野でもあるビジネス成功のイメージトレーニングは、昔は経営者の方や企業の方にしか伝わらないスクールでした。

でも私が本当に伝えたかった相手というのは、何でもない毎日の暮らしの中で悩み、傷つき、それでも一生懸命に楽しく生きたいと願っている一般の方だったのです。それは子どもであり、おかあさんであり、おじいさんおばあさんであり……。これはおそらく、小さいころからさまざまなことを経験し、それらすべてを乗り越えてきた尾﨑里美という生身の人間を通して、一人でも多くの方に幸せになってもらいたいと願う心が根底にあったからだと思います。

ビジネスの成功だけなら、他にもたくさん成功者はいます。しかし、さまざまなことを経験する中、自分で考え、自分で行動し、気づき、学んできたこの知恵は、私以外の誰にも真似することはできません。彼は、私にそのことを気づかせてくれたのです。彼には本当に心から感謝しています。

よくセミナーで話していることがあります。**この世の中にあるすべてのものは、最初は誰かの頭の中にイメージとしてのみ存在していた**のだということ。ペンにノートに電話に時計、パソコン、電灯、机、身に付けているアクセサリー……。原稿を書いている私の身の回りにあるものはもちろん、世界中の人びとに感動と喜びを与え続けるディズニーランドだって、ウォルト・ディズニーという一人の男性が頭の中で描き続けた夢、つまりイメージによる産物であることに違いはありません。

そして、今では月に1000人を超える方に来ていただいている一般コースのスクールも、もとをたどれば一人の大学生が描き続けたイメージだったのです。そんな彼の思いが私に伝わり、やがて彼の思いと私のイメージが一致して、ついに7回コースのスクールとして現実化したのです。一人の人間の思いが、何千人もの人びとの役に立つスクールへと姿を変えたといえるでしょう。

世界は、思考から始まります。何もイメージしなければ、何も始まらないのです。何も生まれないのです。人間の想像力、つまりイメージの力がいかに偉大で、大切なことであるかが理解していただけると思います。

一人でも多くの人に伝えたい

私のスクールは、内容に加えて、他の同様のスクールと決定的に違う点があります。それは、受講料です。普通では考えられないくらい安いのです。

スクール初日には、いつも「先生何でこんなに安いのですか?」「先生何で4000円なんですか? 普通もっと高いですよ」といった質問が飛び交います。それもそのはず。日本で行う同様のセミナーの場合、2日間開催したとして、15万円~20万円が相場なのです。驚かれるのも無理はありません。

私のヴィジョンは、〝子どもさんからお年寄りまで、多くの人に喜んでもらうこと〟。

私が普通っていた数十万円もするセミナーは、ほとんどが経営者や企業の方たちばかりでした。いいセミナーもたくさんありましたが、一般の主婦の方に数十万円も出せる人はなかなかいません。しかし、それらのセミナーで学ぶことは、子育てする主婦の方や、嫁姑問題で悩まれている方、登校拒否の子供さんにとっても役立つ内容は多いのです。

だから私は、一人でも多くの一般の方に学んでいただきたいという気持ちを込めて、受講料を思い切って4000円にしたのです。そして少しでもわかりやすいように、専門用語も使うことなく、子どもさんにまで伝わるオリジナルイメージトレーニング法を確立しました。チャンスはすべての人に、平等にあっていいと思うのです。

一般クラスでは、ビジネスの成功やダイエット、結婚、スポーツ、出産、就職、資格取得、子育てなど、それぞれ違った目標のイメージトレーニングを学びに来られます。

一番驚いたのはご懐妊でした。4年半子どもができなかった人が、7回コースを受講している期間中におめでたになり、卒業式に皆さんでお祝いしたのです。また私のスタッフは2ケ月のイメトレで視力が0・4から1・2まで回復。何と生徒さんの中には、イメトレで増毛に成功した人までいます。アメリカでは一番人気がダイエットのイメージトレーニングです。私も去年チャレンジし、2ケ月で7キロ減量に成功しました。

今やイメージトレーニングはスポーツだけではなく、人生のあらゆる場面で使われているのです。

受講料を4000円にしたあとも、最初は経営者の方や学校の先生、医学博士の方が多かったのですが、奥さんや子どもさんなど家族の方にも来ていただいたり、ご友人に広がったりしているうちに、今では本当におじいさんからおばあさんまで気軽に来て、みんな笑って帰ってもらえるセミナーになったのです。東京からやイギリス、香港から来られている方もいらっしゃいます。

先日もおばあさんから授業中にこんなご質問がありました。

「先生、お墓参りとお墓の掃除によく行くのですが、何か出てきそうで怖いんですけど、どうしたら良いでしょう?」

周りの生徒さんからは笑いが起こりましたが、ご本人にとっては大きな心の問題です。そして今までは、こういった質問に答えられるスクールがなかったのです。人は誰にも言えない悩みを抱え、生きているものです。私はそんな方たちに、自分の経験から得た生きる知恵をお伝えすることで、**精神的にも経済的にも、そして肉体的にも豊かになっていただきたい**のです。

考えてみると、そもそも値段というのは催眠なのでしょうね。相場って本当はないのです。"普通"っていうのも、そもそも催眠なのですから。

実はアメリカに渡るより前は、6日で22万円の受講料でスクールを開催していました。それでも安い方だったと思います。昔は22万円払えるような人にしか伝わりませんでしたからそれはそれでよかったのです。

でも今では、一般の人にも理解してもらえるようになってきました。10年前、大手企業の社長さんに「尾崎さん5年は早いよ。でも必ず尾崎さんの時代が来ますよ」と言われたことがあります。

あれから10年。一般の方にも伝わるようになってきたことをうれしく思っています。

〝わくわく感〟が、潜在意識を目覚めさせる

今年からはダイエットスクールも始めました。イメージの力はダイエットにも効果を発揮するのです。前述した通り、私も2ヶ月で7キロの減量に成功しています。

これまでも私のスクールを受講してくれていたある姉妹が、ダイエットスクールに参加されました。今まで何をやってもリバウンドしてきたとのこと。目標を聞くと、なんと30キロダイエット。しかし、すばらしいイメージの力を利用すれば、ダイエットは上手くいきます。

ダイエットを成功させるために必要なこと。それは、**理想の自分の姿がイメージできるかどうか**です。そして、理想の体にどうしてもなりたいと願う〝熱い心〟が必要なのです。

ビジネスでも何でもそうですが、**ヴィジョンを思い描いたとき、わくわくと気持ちが高ぶってこなければ、潜在意識はなかなか動いてくれません**。そして、〝なぜやせたいのか〟ということが自分でわかっていないとダメなのです。そう、動機づけです。

「今太っているから痩せたい」という思いは、今の自分を否定しています。よって感情は常に「太っているのは嫌だ」というマイナス思考になります。結果として、**太っていることにさらに意識が集中してしまう**のです。この状態でのダイエットは、苦痛以外の何者でもありません。

そこで考えたのです。30キロダイエットを目指す彼女たちは、ラッキーなことに私のスクールをとても気に入ってくれていて、しかも根っからの尾﨑ファンです（笑）。そこでこう言いました。

「もし理想のボディに成功したら、私がヘアメイクをして服を買いについて行ってあげる。そして欲しかった服を着て、一緒に写真を撮りましょう。さらに食事をご馳走し、一緒に乾杯もしよう！　これでどうや！（笑）」

すると彼女たちはものすごく喜んで帰っていきました。まだダイエットに取り組み中なので、この本の執筆中に結果をお伝えすることはできませんが、彼女たちはこれできっと成功するでしょう。

ヴィジョンは大きすぎたり小さすぎたりした場合、それを達成するのは難しくなります。わくわくと心躍る感情が、あなたの潜在意識を突き動かすからです。

理想のボディをイメージし、そこに近づくためにわくわくと楽しみながらダイエットを行うと、自然と食欲も落ちてきます。すると食事量を減らす〝努力〟をする必要もなくなるのです。イメージすると楽しくなるし、食欲も自然と落ちていく。そんな楽しいダイエットはないですね。

ヒプノセラピストとして、お笑いトレーナーとして

仕事というのは、相手に喜んでもらうことだと思っています。そのためには、自分が一番喜ぶことだと思うのです。これもかつて私が美容師として働いていたときから一貫して抱き続けている思いです。

例えば、顧問企業の中でビジネスに成功した人にプレゼントを渡しています。先日も美容室のメイクの大会で入賞した6名にキーホルダーをプレゼントしました。みんなの喜ぶ顔が見たくてこの仕事をしているのだと、つくづく思います。

どうか嫌な仕事ではなく、自分が楽しいと思う仕事をしてみてください。

人生の中で仕事が占める時間はとても長いのです。だからこそ、仕事の時間はとても大切。しかし、多くの人が仕事のストレスに苦しんでいます。私も昔はそうでした。がんばっていたからです。でも、もうがんばらなくてもいいのです。

本当のヴィジョンさえ見つければ努力はいりません。相手が喜んでくれることをイメージするだけですごいパワーが出るのです。心のパワーが潜在意識を動かしているのです。

ヒプノセラピストとして、イメージトレーニングスクールやダイエットスクールなどを通して、そのことを一人でも多くの方に伝えることが私の使命です。

また、人生には何よりもまず、笑いが必要です。私のスクールは最初から最後まで、大笑いの連続です。私自身、もともと人を笑わせるのが好きだということはもちろんあります。しかしアメリカで資格取得の勉強をしていたスクールでは笑いが絶えず、毎日徹夜状態で勉強していた私にとって、とても救われる思いだったこと、また美容院時代でも、第一印象の見た目だけで無視されたときに、スタッフを笑わせることで打ち解けた経験なども影響しているのでしょう。ヒプノセラピストとして、お笑いトレーナーとして、これからも多くの方に笑いと感動、そしてイメージのすばらしい力を伝えていけたらなと思います。

第5章

想創力

あなたの夢はイメージの力で実現する

すでに思い通りの人生を生きている？

ここまでは、私が歩んできた人生の奇跡、そこで得た気づきや知恵を中心に書いてきました。この章からは、現在私がスクールでお伝えしている内容を中心に書いていきます。

夢を抱いて生きている人、人に言えない悩みを抱えている人、トラウマを引きずって生きている人、希望もなく惰性で生きている人……。世の中には本当にさまざまな人がそれぞれの人生を歩んでいます。私のスクールでは、夢を持っている人はその夢を実現できるように、毎日何となく生きている人には、夢を持つ楽しい生き方ができるように、すべての人にハッピーライフを手に入れてもらうための知恵をお伝えしています。

私たちは、思い描いた通りの人生を歩みたいと願っています。しかし、実は私たちは、**すでに自分の思い通りの人生を生きている**のです。

就職が決まらずに困っている。リストラにあって仕事を失った。お金がない。病気だ。美人じゃない。太っている。自信がない。会社が倒産した。彼氏にふられた……。

そんな悩みを抱える人にとっては、「この人生どこが思い通りや！」と憤慨される方もいらっしゃるかもしれません。しかし、**今この現実は、すべてあなたがイメージし、選び取った結果なのです。私たちは、常に信じたものを見ています。そしてあなたが今信じ、今しゃ**

べっているその言葉が、未来を創っているのです。まさにこの本のタイトル「想像して創造する」が、そのことをひと言で表現しています。

例えば、お金がないと嘆いているあなた。あなたは常にお金持ちになりたいと願っています。しかし、こんなことを口にしていませんか？

「あ～また今月もお金がない。また請求書か。またお金が出ていくな……」

後ほど詳しく述べますが、今お金がないと心配したら、お金は入ってこないのです。お金がない現実を、あなたはわざわざ選択しているわけです。

これはひとつの例ですが、私たちは考え方のクセや、口癖、行動パターンなどで、知らず知らずのうちに、自分の人生を決定してしまっているのです。自分が原因であることも知らずに、望まない（結果として望んでいることになるのですが）人生を歩むより、夢を持ち、その夢を実現する生き方を身に付けて人生を楽しく謳歌するほうがいいですよね。ここから先は、そのための方法が書かれています。

この世の中、すべてが「波動」である

「波動」という言葉を聞いたことがありますか？

地球上のすべての物質は、それぞれが超ミクロ単位のエネルギーを発していて、それを「波動」といいます。そして波動の中でも、とくに人間が発している波動を、私たちは「気」と呼んでいるのです。波動は振動体であり、固有の周波数、波長、波形を持っています。

私たちはよく「あの人とは波長が合う」と言いますよね？　それはつまり、同じ周波数の波動を持っているということです。テレビやラジオ、携帯電話と同じく、**同じ周波数の波動は同調し、引き合う性質があります。**

ですから、**すべての出逢いには波動が影響しています。**出逢いに偶然はありません。人間の思考、感情、言葉にも波動エネルギーがあり、それは磁気エネルギーとも言われ、磁石のようなものです。たとえば、いつもポジティブな思考、感情、言葉の磁気エネルギーを発している人は、同じ周波数の人を磁石のように引き寄せます。ですから毎日いきいきと楽しく、前向きに生きている人の周りには自然と同じような人が集まります。そしてその逆も然りです。しかもそれは、人同士を引き合わせるだけではありません。お金や情報も含め、すべての物質が持つ波動と同調するのです。

ウィリアム・ネルソン博士という著名な科学者がいます。優秀なホメオパスでもある彼は、身体の中の物質、感情、意識の波動が一瞬で測定できる「波動測定器」を開発しました。ネルソン博士は18歳のときにＮＡＳＡ（米国航空宇宙局）のアポロプロジェクトに参加し、アポロ13号が地球に帰還する際の軌道修正ナビゲーションシステムの計算を正確にやってのけたという輝かしい功績を残している科学者です。

私自身も15年ほど前から波動理論を勉強し、秘法とされていたシステムを解明してきました。私たちの身体を物理学的に細かく見ていくと、

「人間↓臓器↓細胞↓分子↓原子↓原子核↓陽子↓素粒子↓クオーク↓エネルギー」

という構成要素で成り立っています。そして身体の内臓やすべての器官、細胞レベルで音や波長に共鳴すると言われています。つまり波動は内臓にも影響を及ぼすということです。

「病は気から」とはまさにこのことを言っています。感謝や喜びなどポジティブな波動からは元気になり、心配やおそれなどネガティブな波動からは病気を引き起こします。怒りは肝臓と共鳴するともいわれています。身体の中にきれいな波動、つまり「気」が流れているかどうかということです。

波動は人間以外の物質すべてに同調すると書きました。例えば、花の大好きな人が、毎日

お花に「きれいに咲いてね」と心を込めて言っていると、通常よりも長く咲くことがあります。またクラシック音楽を聴かせながら植物を育てるとよく成長するいわれていますが、それも波動理論にかなっています。これもすべては、同じ周波数のエネルギーが同調している結果です。

音にも波動があります。例えば両親のケンカを絶えず聞かされている子どもの場合。両親が口うるさく言うのを聞いていると、子どもは「もう聞きたくない」と悩み、両親の声を拒絶するネガティブな波動を発します。すると、両親の声の周波数が次第にカットされ、難聴になることもあるのです。

何か見たくないものがある場合も同じです。「見たくない」というネガティブな感情は、視力低下の原因にもなります。

実は私は子どものころ、難聴でした。毎日、父の悪口を聞かされていたことが影響していたとあとでわかったのです。

また私はこの本の中で、「波動が高い」「波動が低い」という言葉を頻繁に使っています。それはどういうことなのか簡単にご説明すると、まず「波動が高い」とは、わくわくと楽しい気持ち、つまり「幸せの感情エネルギー」に満ちている状態です。反対に「波動が低い」とは、怒りや恐れ、不安や不満など、「不幸の感情エネルギー」に満ちている状態です。いずれにしても、同じ波動を持つ人同士は同調し、引き合う性質があるわけですから、常にわくわくと「波動が高い」状態をキープして毎日幸せに過ごしたいですね。

催眠状態についての誤解

「催眠」という言葉を聞くと、どこかあやしいイメージを持つ人もいるかもしれません。テレビで見るステージ催眠を思い出し、何か催眠術師に操られているようなイメージがあったり、五円玉をぶら下げて、「眠たくなる〜」とやっているイメージがあったり。または映画やテレビでは、催眠をかけられた人が犯罪をおかすシーンがたまにありますが、これらはすべて間違った知識です。

催眠状態は、睡眠状態ではありません。意識はしっかりしていて、誰からもコントロールされることはありません。また過去に催眠によって犯罪をおかした例は一度もないのです。

では催眠状態とはどのような状態なのでしょうか？　実は皆さんも一日のうちに何度か、催眠状態に入っているときがあります。

例えば、朝起きた直後や空想にふけっているとき、集中してテレビを見ているとき、寝る前のうとうととしているとき、無我夢中で何かに打ち込んでいるときなどがそうです。つまり**何か一つのことに集中することで現実世界からイメージの世界へと入っていくことができる状態を催眠状態**といいます。普段、日常生活で皆さんが体験している自然な覚醒状態となんら変わることがないのです。

私たちは、潜在意識が95％、顕在意識が5％、このふたつの意識を持っているのですが、イメージが実現するのは潜在意識の力です。しかし私たちは、95％もの力を持つ潜在意識の可能性に気づかずに、たった5％の能力で生きてきたのです。自己実現を果たすためには、潜在意識に働きかけ、眠る力を呼び覚ます必要があります。そして、**イメージトレーニングにより潜在意識に働きかけることができる状態が、催眠状態**なのです。

ここでは参考までに、さまざまな脳波の状態をお伝えしたいと思います。

〈脳波〉

地球のシューマン周波数が人間の脳波のアルファー波と同じ7・8ヘルツですが、私たちの脳波は6つに分かれます。スーパーベーター波、ガンマ波、ベータ波、アルファー波、シータ波、デルタ波です。シューマン周波数とは、ドイツのシューマンという物理学者が発見した〝地球の周波数〟のことです。

〈60ヘルツ〜：スーパーベーター波〉

私たちが外側に向けて集中しているときで、野球選手がボールが止まって見えるような状態です。ちなみにハエの周波数は約200ヘルツです。ですのでハエからすれば、人間に叩かれそうになっても、スローモーションに見えているわけです。

〈30ヘルツ〜：ガンマ波〉

私たちがイライラしたり、不安や緊張している状態です。この周波数は、潜在能力を活かせない状態であるといえます。

〈14〜30ヘルツ：ベーター波（知識・顕在意識）〉

ベータ波の状態は、身体的覚醒のひとつ。私たちが理論的に考え、ほとんどの活動を行なう覚醒状態です。これは意識の範囲です。

〈8〜13ヘルツ：アルファー波（知恵・潜在意識）〉

落ち着いているとき、安定しているとき、リラックスしているとき、楽しんでいるときの状態です。記憶力、自然治癒力、集中力があります。この状態は、一般的には無意識の範疇と考えられます。またすべての催眠もこの状態で起こります。私たちは1日に、12、13回はこの状態で過ごしています。

（1）13ヘルツ（ファーストアルファー波）

集中力や記憶力がアップし、仕事、勉強などが一番できる状態です。

（2）9〜11ヘルツ（ミッドアルファー波）

想像力がアップし、試験やスポーツに実力を発揮します。

ストレスが解消し、脳内物質セロトニンの生成、直観力を活性化します。

（3）7〜8ヘルツ（スローアルファー波）

とてもリラックスした状態です。この状態は心が浄化され、勉強の効率が一番高いときです。

〈4〜7ヘルツ：シータ波（直感・集合意識）〉

この状態は無意識の範囲に含まれます。私たちのすべての感情経験は、シータ波に記録されるようです。シータ波は特別な域で、もっとも潜在意識との対話が起こりやすい状態です。イメージが実現するとき、人間が無欲になっているとき、時間のスピードが短縮されるとき、シータ波の状態であるといわれています。

また、５・４ヘルツは瞑想家の境地で深いリラクゼーション、ひらめきが起こります。アカシックレコードも１〜３ヘルツであるといわれています。

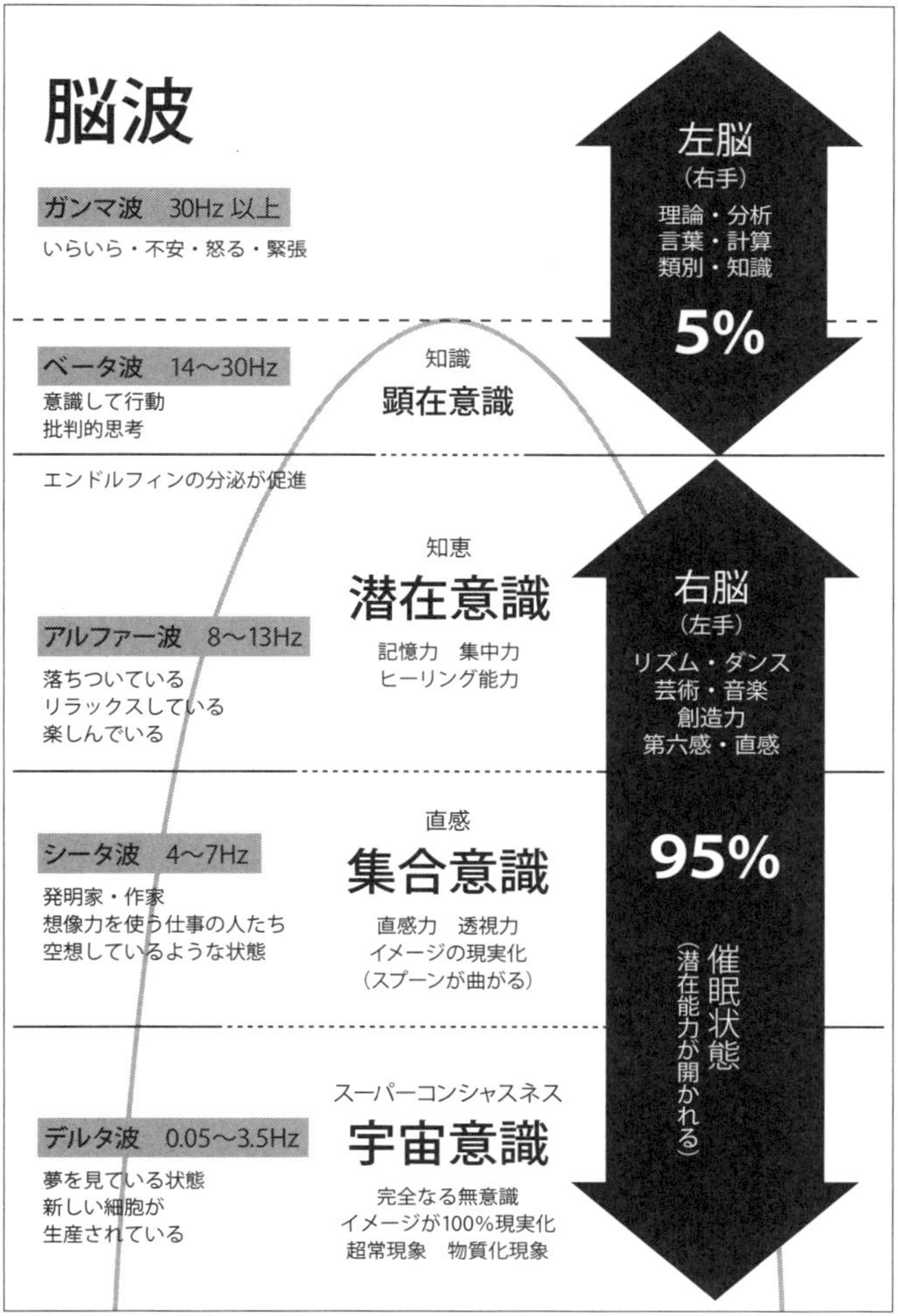
脳波
ガンマ波　30Hz 以上
いらいら・不安・怒る・緊張
ベータ波　14〜30Hz
意識して行動
批判的思考
エンドルフィンの分泌が促進
アルファー波　8〜13Hz
落ちついている
リラックスしている
楽しんでいる
シータ波　4〜7Hz
発明家・作家
想像力を使う仕事の人たち
空想しているような状態
デルタ波　0.05〜3.5Hz
夢を見ている状態
新しい細胞が
生産されている
知識
顕在意識
知恵
潜在意識
記憶力　集中力
ヒーリング能力
直感
集合意識
直感力　透視力
イメージの現実化
（スプーンが曲がる）
スーパーコンシャスネス
宇宙意識
完全なる無意識
イメージが100%現実化
超常現象　物質化現象
左脳
（右手）
理論・分析
言葉・計算
類別・知識
5%
右脳
（左手）
リズム・ダンス
芸術・音楽
創造力
第六感・直感
95%
催眠状態
（潜在能力が開かれる）

脳波のイメージ図

〈0・05〜3・5ヘルツ：デルタ波（宇宙意識・スーパーコンシャスネス）〉

睡眠中、夢を見ている状態で、完全なる無意識です。私たちは毎晩、約40分をこの状態で過ごし、休養のほとんどがこの状態で養われるのです。超常現象や物質化現象が起こり、脳細胞をすべて共振させ、バランスをもたらす超低速波です。

イメージトレーニングと時間の関係

イメトレするのに最適な時間帯というのがあります。それは、朝起きた瞬間と、夜寝る前。世界中の成功者も、この時間帯にイメージトレーニングをしていたのです。

朝起きた瞬間と寝る前は催眠状態で、アルファー波の状態です。このときは、潜在意識の扉が開いているので、プログラミングしやすい状態なのです。私がかつて10年目標をすべて達成したときも、目標を書いた紙を読んでいたのは、朝起きたときと夜寝る前でした。私は上手く自分の潜在意識に働きかけて、紙に書いた目標をプログラミングできていたということです。

また、朝と夜は自然にアルファー波になっている状態ですが、たとえば呼吸法やイメージの力を利用すれば、時間帯に関係なくイメトレをすることも可能です。

少し話が変わるのですが、イメトレと時間の関係でいうと、イメトレを行うことで時間の感じ方が短縮されます。

昔、アメリカの元三段跳びオリンピック金メダリストの方とお茶をしているときにこんな質問をされたことがあります。

「イメージトレーニングをしたとき、自分の中では15分くらいしか時間が経っていないと思っていても、目を開けるといつも2時間くらい経っている。不思議で仕方がないが、どうしてでしょう?」

実はアルファー波やシータ波の状態では、時間が短縮されて感じるのです。私のスクールでも、1時間くらいイメージトレーニングをしているのですが、終わると「え? もう1時間経ったの?」と皆さんびっくりされます。

またイメージの力で、短時間ですっきりと目覚めることもできます。

私は昔参加した潜在能力開発セミナーで、3日間3時間の睡眠で過ごしたことがあります。つまり、1日1時間の睡眠です。これもイメージの力です。1時間ですっきりと目覚めるとイメージしていたのです。そうすることで、時計も使わずにきっちりと1時間で目覚めました。学会でも発表されていることですが、私たちの潜在意識には体内時計があります。その時計を動かすのがイメージの力ということです。

皆さんも、次の日に起きる時間をイメージしながら寝ると、次の日の朝きっちりその時間に目覚めたことがあると思います。知らないうちにこの法則を使っていたのです。

方程式その1：人間は精密なコンピュータシステム

私たちの体には、精密なコンピュータがあります。

五感から入った情報はそのコンピュータにすべて記録され、潜在意識へと送り込まれます。例えばお母さんのお腹の中にいたときに両親が何を言っていたのかなど、顕在意識では忘れてしまっている情報も正確に記録されています。また辛い経験など、思い出したくない情報も潜在意識に送り込まれ、蓋をされていることもあります。

この心の中に刷り込まれた記憶や思い込み、決め付け、観念のことを、私は**催眠（プログラミング）**と呼んでいます。そして私たちは、**プログラミング通りに行動し、プログラミング通りの現実を創っていく**のです。

厄介なことに、コンピュータには、例えそれがネガティブなものであれ、ポジティブなものであれ、正確に登録されます。そしてその登録された情報が信念体系となり、その信念によって引き出される思考、感情の周波数が念波（イメージエネルギー）となって、外側の世界に発信されて飛んでいくのです。つまり波動が外部に飛んでいくということです。そして発信されたエネルギーは、同じ周波数を持つ人や情報を引き寄せてきます。

例えば、〝自分にはお金がない〟ということをあなたが信じていたとしましょう。あなたはいつも、「お金がない私」をイメージしてしまいます。するとその感情のエネルギーが外側に「ピュューーーン」と飛んでいくわけです。「今月もうお金ないわーーー」などと口に出して言ってしまうと、そのエネルギーはさらに強まり、さらに力強く飛んでいきます。感情が強ければ強いほど、それはもっともっと早く飛んでいきます。「ピューーーーン」から「ビューーーン」って感じです（笑）。そして結果として、**お金がないという感情の周波数に同調する人、つまりお金のない人たちを周りに引き寄せることになる**のです。

自分に集まるすべての情報は、偶然ではありません。自分にはお金がないと信じている限り、お金になる情報がたとえ近くにあったとしても、あなたには入ってこないのです。

例えば探し物をしているとき、「あれがない。これがない」と口にする方がいます。そうやって言っている限り、目の前に探し物があったとしても、なかなか見つけることができなくなります。心当りがある人も多いのではないでしょうか？

私のスクールでは、何かものを探す際は、「探し物がある、といって探してください。そしたらちゃんと見つかりますよ」と言っています。ないことをイメージすればそれは見えなくなり、あることをイメージすると、それは見えるようになるのです。

車を買うと決めたときから、やたらとその車ばかりが目に付いたりすることがあります。「最近この車よく走っているなーーー！」と。普段から走っているのですよ（笑）。これも同じことです。いかに人間が、目でものを見ていないかということがわかってもらえると思います。

私たちの五感は、心の周波数、つまりコンピュータに登録された信念体系に同調しているのです。すなわち心にないものはキャッチしないということです。

「お金のない私」をイメージした時点で、あなたはお金のない人生を選択したということです。そしてその先、イメージした通り、お金のない人生が体験できるでしょう。

考えることは、イメージすること。それが自分の人生を決めるということを知ってください。**あなたが心でイメージしているすべてが、あなたの運命を決定づけているのです。**

この方程式は厄介なことに、良い悪いの区別なく、潜在意識にプログラミングされた情報であれば、すべて叶ってしまうのです。

私はよくセミナーで笑い話としてお伝えしています。

「潜在意識もユーモアがないと思わへん？　良い悪いの区別くらいしてくれたらいいのにね。こっちは、そんなつもりじゃないのにね！　わっはっは！」と（笑）。

方程式その2：感情の磁気エネルギー

私たちの感情は2つに分かれています。これを私は「**幸せな感情**」と「**不幸な感情**」に分類しました。そして私たち人間は、この**両方を同時に体験できない**のです。常にどちらか1つを選択しています。

「**幸せな感情**」**は、喜び、感謝、楽しみ、わくわく、愛といった高い波動を持ちます。**

「**不幸な感情**」**は、心配、恐れ、不安、怒り、憎しみ、妬み、不平不満といった低い波動を持ちます。**

例えばニヤニヤしながらこんなことをイメージしているときというのは、あなたは間違いなく「幸せな感情」を選択しています。

「家族みんなでハワイに行って、ワイキキで泳いで、あ～気持ちいいなぁ。子供がお父さん楽しいわぁて言ってるよ～。お父さん連れてきてくれてありがとうって妻の声も聞こえる。なんか照れるけど、今日はみんなで楽しもう！　えっ？　なんてなんて？　子供がおとうさんみたいになりたいわ～やって？　いいこと言うやんかぁ。もう今日はビールが特別うまい！　お、きれいな女の子もいっぱいいたんやんかぁ。あ～幸せや。そうそうゴルフ。ハワイのゴルフはのんびりでいいなぁ。あ〜癒されるヽ(^o^)ノ」

こんな映像であれば、そのイメージが未来であろうが、過去の経験であろうが、それを思い描いているときの感情は、**まさに今、幸せな感情を体験**していることになります。

それは高い波動、つまり高周波のエネルギーとなって、その瞬間から外側の世界に飛んでいきます。**このエネルギーが周りに同調し、思わぬところからハワイ旅行が当ったり、突然お金が入ってきたり、または奥さんから「今年ハワイ旅行に行こう！」と誘われたりするようになる**のです。しかも、常に集中してイメージしていたり、感情が強い場合、それは早くやってきます。信じられないですか？　でも信じない限り、この方程式を体験することはできません。

今度は逆に、あなたが欲しくないことを心でイメージしている場合。

「あぁ、今月もお金ないなぁ。なんてことや〜。お父さんの給料も少なし。光熱費も高いわぁ。養育費も出ていくし。厚生年金出なかったらどうすんのよ〜。もう心配やわぁ。このままずっと貧乏かなぁ。家は狭いし、家具も壊れているし。何て不幸せなんやろう。あぁもう憂鬱！　請求書も来るし。いややなぁ。あ〜またお金が出ていく。また今日も安いものでご飯つくらないといけないし、美味しいものを食べに行くことも、家族で旅行もできない。何て不幸な人生なんだろう、私って。シュン(>_<)」

こんなとき、あなたは実際に**不幸の方の感情（低波動）**を使っています。この不幸な感情の周波数が外側に飛んで、これから先、お金が出ていくという体験が与えられるのです。

なぜかお金が入ってくるよりも出ていく方が多くなり、友達にお金を貸したまま返ってこなかったり、間違えて高いものを選んで買ってしまったり、お金のない人を集めては愚痴を言ったり他人の責任にしたり……。そしてそのエネルギーがまた同じ未来を引き寄せ、同じパターンを繰り返すことになるのです。

あなたの人生は、すべて自分で選択しているということです。自分の人生は自分次第ということになります。**大切なことは、いつか幸せになりたいではなく、今幸せを感じること**です。過去の経験で沈み込んだり、未来に不安を感じて憂鬱になるのではなく、今この瞬間を幸せに、楽しく生きる。**今を幸せに生きることで、あなたの未来は幸せになる**のです。

同時に体験できない幸せと不幸の感情。どうせなら、幸せの感情を常に選んで、いつも幸せに暮らしたいですね。

生まれつき自信のない赤ちゃんはいない

私たちは6歳までの間、催眠状態で過ごします。つまり、95％の未知なる力を秘めた潜在意識に直接働きかけることができる状態なわけです。同時に、言語、知識、計算、理論、分析を司る左脳ができ上がっていない状態でもあります。6歳までは、芸術やイメージを司る右脳状態で過ごすわけです。

これが何を意味するかというと、**お父さんやお母さんに言われたこと、幼稚園や学校の先生に言われたこと、そしてテレビを始めメディアから流れる情報、それらすべてが経験や論理的思考といったフィルターなしに、ダイレクトに潜在意識にインプットされてしまう**ということです。

そうやって人は、**6歳までに80%の信念体系ができ上がる**のです。これも、前述した催眠（プログラミング）です。

これをしなければいけない。あれをしないといけない。こう言わないといけない。これは言ってはいけない。こうすべき。こうすべきではない。女の子だから、男の子だから……。

誰でも小さいころにいろんなことを教わってきています。しかし、一度立ち止まって、よ～く考えてみてください。「それって真実？　それって誰が決めた？」と。

案外、不要な思い込みであったり、自分の人生を悪い方向へ導いている催眠であったりすることも多いのです。

例えば、人格もすべて催眠です。

私の性格は明るい。
私の性格は暗い。
私は自信がない。
私はわがままだ。
私は潔癖症だ。
私はこのタイプが苦手。
私はこれが好き。
私はかわいい。
私は美人だ。
私はブスだ。
私はかっこいい。
私は運が悪い。
私は勉強ができない。
私は雨が降ると頭痛がする。
私は人前でしゃべるのが苦手。
私は男性の前だと緊張してしまう。

生まれたときは、誰もこんなことは信じていませんでした。まさか生まれたばかりの赤ちゃんが、「ボク自信ない！」なんて言わないでしょう（笑）。

つまりこうやって、私たちは**6歳までにさまざまな催眠にかかり、人格として形成されていく**のです。

私たちは、生まれたときは白紙でした。いつから自信がないという催眠にかかったのでしょう？

私のスクールでは、生徒さんが不必要にかかってしまった催眠を見ていきます。私はヒプノセラピスト（催眠療法士）ですが、**催眠をかけているのではなく、かかっている催眠を解いていっている**のです。

「自分が望む催眠」と「自分が望まない催眠」を一度紙に書き出してみてください。

そして「自分が望まない催眠」を一つずつ、解放していくのです。解放していくためには、自分が本当は何を信じているかに気づくことが大切です。それに気がつくことで、望まない催眠が解かれていきます。かくいう私自身も、この20年で1000個以上の催眠から解放していったのですから。

水戸黄門でオートマチック催眠にかかる日本人

テレビから流れてくる情報からも、私たちは催眠にかかります。私たちの脳は良い悪いの区別がなく、目から入ってきた情報はすべて記録されてしまいます。億万長者がテレビを見ないとよく言われますが、彼らは自分にとって有益な情報だけを取り入れたいと考えているからではないでしょうか。

例えば殺人事件の報道を見て、あなたの感情は、「幸せの感情」と「不幸の感情」のどちらに向きますか？

もしつらい気分になるのなら、その気分は事実、エネルギーとして低波動（不幸な感情）を飛ばしています。結果として不幸せな未来を創り、同じような人びとを引き寄せて生きていくことになります。

テレビに限らず今のメディアは全体的に、マイナスの感情を刺激する情報が必要以上に多いと感じずにはいられません。殺人事件、企業不祥事、景気不振、インターネットであれば誹謗中傷……。たった今抱いている感情が未来を創ると述べました。ということは、世の人びとがメディアからマイナス感情を受け取って生きているとするならば、私たちの未来は一体どうなるというのでしょう。

数年前まで、テレビ、新聞、雑誌などあらゆるメディアが毎日のように日本の不景気を伝えていました。しかしそんな情報に触れてしまうと、例え自分の周りではそんなことはまったくなくても、何となく不景気だと感じて過ごし、気分も不景気モードになってしまうのです。

もしテレビから流れてくる情報が、小さな子どもがおばあさんを助けたというようなほのぼのとする話や、感動できるものばかりであったなら、もしかすると世界に戦争なんて起きないかもしれません。理想論を述べても仕方がないといわれるかもしれませんが、それほど大きなことなのです。

親子スクールで、お金に対する信念チェックをしていたとき、ある中学生の男の子が「お金持ちが嫌い」という項目にチェックを入れていたことがありました。お父さんはチェックをされていなかったので（子は親の信念を受け継ぐことが多いのです）、子どもさんにいつからこんなこと信じたの？　と聞くと、「テレビでホリエモンを見てそう思った」と言うのです。

〝お金持ちが嫌い〟という信念からは、経済的に満足のいく未来はやってきません。すぐにその催眠を解いておきました。「あなたが嫌いなのはホリエモンであって、お金持ちが嫌いなわけじゃないよ。そしてお金持ちでも良い人はたくさんいるのよ」と。

実は水戸黄門でも、私たちは催眠にかかっているのです。あのお金にあくどい越前屋です。毎週越前屋の悪事を見ていたら、「お金持ちは悪いやつばっかりだ！」と思い込んでも仕方ありません（笑）。

ねつ造事件なども然り。メディアは真実を流しているのではなく、一般市民にどう催眠をかけるかだと思っています。服や化粧品の流行もすべてメディアから。コマーシャルも催眠と言い換えることもできます。

お買い物に行かれるときは、本当に必要なものなのか？　メディアの催眠なのか？　一度立ち止まって考えてもいいかもしれませんね。

野球が流行れば野球、フィギュアスケートが流行れば一斉に子どもにスケートを習わせ、ヨン様がブームになれば韓国に行き、ハンカチ王子が出てくればハンカチを買いに行く。そうやって一生メディアに振り回されて生きていきますか？

「騙すより騙される方がいい」は禁句

過去、友人に貸して返ってこなかったお金の総額が数千万円あります。さらに盗難事件、保証人問題……いろんなことを経験しましたが、私が今、スクールでマネーヒーリングというセッションができるのも、この経験があったからこそです。

当時はすでに「自分の心の波動がすべてを引き寄せる」ということを理解していました。

そしてなぜ私は、お金に関することになると騙されてしまうのか、どんな信念体系が心にプログラミングされているのかを探っていったのです。

ある日、本屋さんに行ったとき、何気なく手にとった一冊の本をパラパラっとめくっていたら、「騙すより、騙される方がいいという口癖や思いは、騙す人を引き寄せる」と書いてありました。

「あ！　このプログラミングだったんだ」とようやく突き止めることができたのです。

一番最初にお金を貸してもどってこなかったとき、「騙すより、騙される方がいい」と何度も言っていたからです。そんな信念体系を潜在意識にインプットすると、また同じ現実を引き寄せます。そしてまた同じ言葉を吐いて、さらにまた同じ現実を引き起こすという悪循環に陥っていたことに気がついたのです。

それからは、お金について勉強しました。お金に対する否定的な思いは、豊かさを拒む原因なのだと知りました。

たとえば、

「貧乏人はお金持ちになれない」

「お金ってきたない」

「お金持ちは嫌い」
「芸術家はみんな貧乏だ」
「死ぬほど働かないとお金は入らない」

など多々あります。

私のスクールでは、卒業式にこのセッションをします。自分がお金について抱いている信念（プログラミング）をチェックして手放していくのです。50項目からなるチェックリストを一つずつ見ていきます。すると、自分でも気がつかなかったプログラミングに支配されている人が多くいらっしゃいます。先ほどのホリエモンがきらいになった子どももそうですね。

お金に対するネガティブな信念に支配されている限り、お金はあなたから逃げていきます。まずはお金に支配されている自分を知り、その信念を解いていくことで、お金は自然とあなたに集まり始めるのです。

こわいと思って見る心がこわいものを見る

セミナーでよくこんな話をします。
海の向こうに自分の夢や理想があるとします。

あなたなら、どう考え、どんな行動をとりますか——

ある人は、海の向こうを見つめ
「あの海の向こうには何があるのだろう？　行ってみたいな」
そう思いながら海辺に座って見ている人もいる。
でも海に入ると嵐も来るし、サメも来るかも知れない。
だから海に入れない。
そう思いながら一生死ぬまで海辺に座って見ている。

その人は、人生の最後の日に何を思うだろう？

ある人は海の向こうを見つめ
「あの海の向こうに行きたい」と行動する人がいる。
そして泳ぎ始めるとサメがやってきた。
「あーーーこわいこわい、やっぱりもどろう」
こうしてサメと出会うたびに戻ってくる人もいる。
それを繰り返して人生を過ごす人もいる。

その人は、人生の最後の日に何を思うだろう?

ある人は海の向こうを見つめ
「あの海を渡って自分の理想を体験するぞ」
と言って泳ぎだす人もいる。
そして途中でサメがやってくる。
持っていた剣をふりまわし、戦い、突入する。
身体はクタクタになる。

さらに嵐がやってきた。
向かい風にも負けずに努力根性で泳ぎ続ける。
そしてようやく海を渡った。
理想を見た。
感動した。
でも身体はクタクタになった。

その人は、人生の最後の日に何を思うだろう?

あるひとりの女性は最初、この3つ目を実践した。
でも何かが違うと感じた。
そこで他の方法はないものかと考えて
違う行動を取ると、とっても楽しかった。

その女性は、海の向こうを見つめ
「あの海の向こうには自分の理想がある。海を渡ろう。
でもまずは泳ぐことを楽しもう。自分のペースで遊ぼう」

海をもぐって魚と遊び、ときには昼寝もする。
するとサメがやってくる。
「やあサメさんごきげんよう！　一緒に遊ぼうよ！」
そう言ってサメと戯れ、一緒にサメと泳ぐ。
もう戦わない。
嵐が来たら嵐を受け入れ波に乗る。
「でももうそろそろ行かなくっちゃ！　サメさんありがとう。
みんなこわいと思っているけど、一緒に遊ぶと楽しいよね」
するとサメはこう答える。
「途中まで僕が送ってあげるよ。僕の背中に乗って」
そう言って送ってくれた。
そしてサメとお別れをしてからも
太陽の暖かさを感じながら毎日を楽しむ。
気がついたら目的地に到着していた。
そこにはきれいなものがいっぱい見えた。
ずっと楽しい旅だった。

彼女は人生の最後の日にこう思うだろう。

「この世にこわいものなんて本当は何もなかった。人生一つひとつのプロセスすべてが楽しかった。すべての出逢いにありがとう」


そうなのです。

こわいと思って見る心がこわいものを見る、きれいと思う心はすべてが輝いて見える。プロセスを楽しむことこそが人生なのです。

少しでいい。皆さんも考え方のパターンを変えてみてください。そうすることで、見える世界が違ったものになるはずです。

両方とも手に入れる方法を考える

私たちは普段、二者択一で物事を考える〝クセ〟がついているように思います。『二兎を追う者は一兎をも得ず』という諺もあるように、2つの物事を選ぶ際、両方とも選択しようとするのは欲張りで、あたかもどちらか一方を選ばなければいけないという先入観を持っているように思えてなりません。

しかしそんな考えを持つ限り、**可能性の思考パターン**は限りなく狭くなります。

授業でよく妹の話をします。妹夫婦が家を買ったときのことです。

妹が家を買った土地は、偶然にも家具屋をしている彼女の友人宅の隣でした。そこで彼女は新築の家に入れる家具を友人の店で探すことにしたのですが、妹夫婦が思い描くような家具がなかったのです。

他の店には気に入った家具があったようなのですが、隣近所で一生お付き合いしていくのに、他の店で家具を買うと人間関係が気まずくなるのではと考え出したのです。

「欲しい家具を買うべきか？　それとも人間関係を優先して友人の家具屋で買うべきか？」

妹は迷いに迷った挙句、私のところに電話をかけてきたのです。

「お姉ちゃんなら人間関係をとる？　それとも欲しい家具をとる？」

私はすかさずこう答えました。

「欲しいものが二つあるのなら、私ならどっちもとるよ」

彼女はそんなのは無理だと言い張ります。しかし彼女自身が無理だと考えている限り、彼女が両方とも選択することはできないのです。

私は妹にはあえて何も言わず、「答えは何百通りもあるよ」とだけ伝えました。つまり可能性の思考パターンに限りはないのです。

私が答えると私の思考を使ってしまいます。自分の頭にない思考は、自分で考えて創った方がいいのです。**自分で考えた思考は一生、自分のものになります**。最近は答えを言う人が多いですが、それは結局相手の気づきを奪っていることになります。

私はスクールでもできる限り考えてもらうことにします。答えはほとんど言いません。答えはたくさんあるからです。

さて、皆さんなら、どのような答えがあると思いますか？

考えるポイントは、ひとつ。**思考を変える**のです。つまり、"人間関係か家具かどちらか一方"から"人間関係と家具の両方"という新しい思考を創れば答えは必ず見つかります。当たり前じゃないかとおっしゃるかもしれませんが、いやいや意外と皆さん、この"AかB"の限定思考に無意識にとらわれているものです。**二つに一つという思考からは、二つ手にする方法は一生考えても出てきません**。

しばらくして、妹から電話がかかってきました。答えが見つかったようです。

「お姉ちゃん！　これからの人生何でも手に入る気がするわ！」

第一声がその言葉です（笑）。そして妹が導き出した答えはこうです。

「まず友だちに相談しにいくことにしたの。そして欲しい家具が他の店にあるんだけどどうしたらいい？　って聞いたの。そうしたら友だちがその家具屋と交渉してくれて。私が欲しかった家具をそのメーカーから友だちの店に卸してもらって、私は友だちから買うことができたの！」

私たちはいくらでも可能性や希望があるのに、それを止めていたのは実は自らの思考だったのです。「これしかない！」とガンコな人ほど思考は狭く、可能性は少なくなります。柔軟性のある考え方をすればするほど、可能性も無限大に広がっていきます。**どちらか一方ではなく、どちらも手に入れる思考パターン**へ。それが人生をよりよく生きる秘訣です。

自分の人生、他人次第？

可能性の思考パターンと関連して、**理想と現実の思考パターン**というのもあります。それは**理想から現実を見下ろす思考パターン**と**現実から理想を見上げる思考パターン**にわかれます。そして両者の違いは、成功している人と、していない人の差でもあると考えています。

まず理想から現実を見下ろす思考パターンの人の場合。

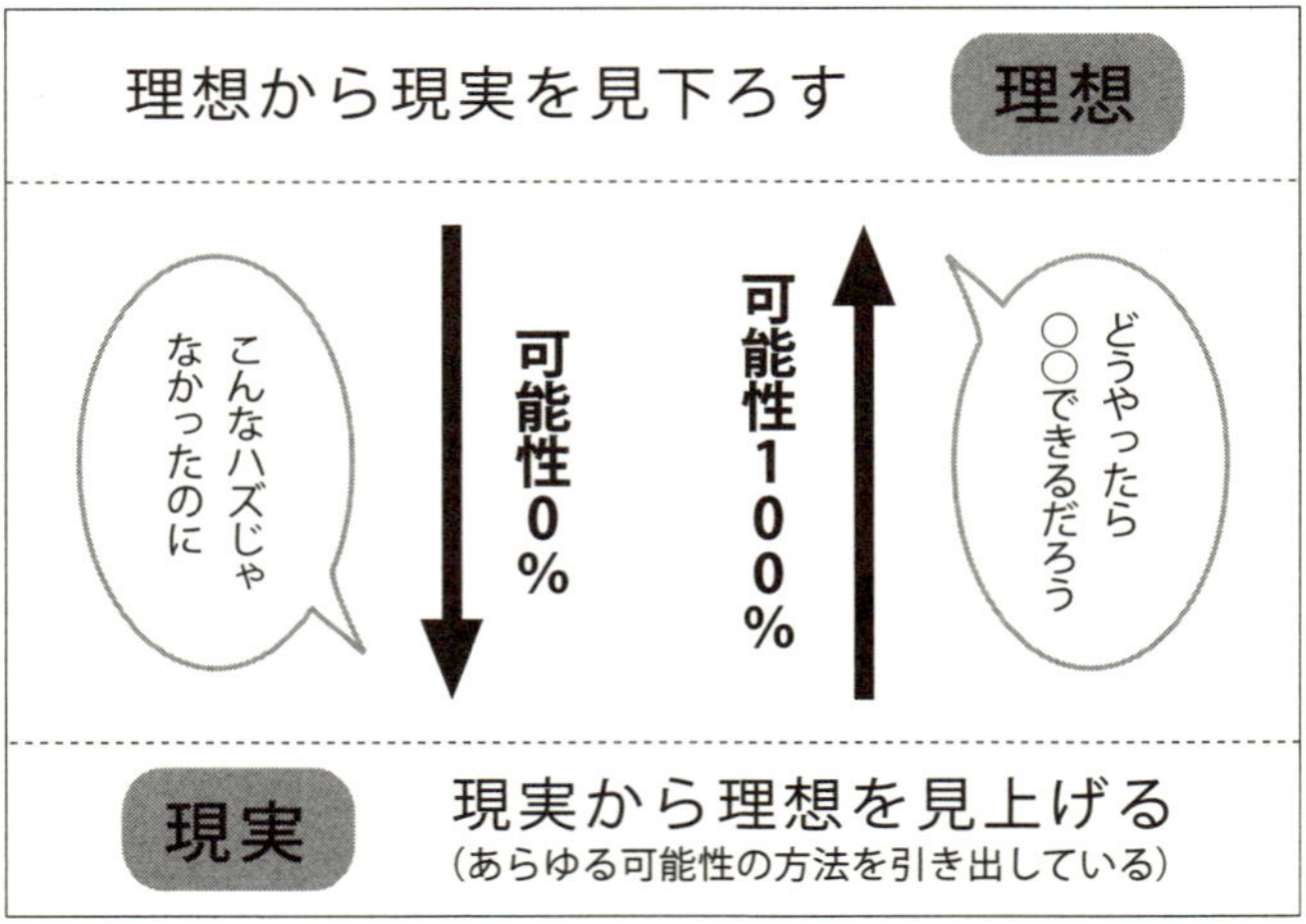
理想から現実を見下ろす
理想
どうやったら
○○できるだろう
可能性100％
可能性0％
こんなハズじゃ
なかったのに
現実
現実から理想を見上げる
（あらゆる可能性の方法を引き出している）

例えば自分は仕事をがんばっているんだから月給40万円はもらえるだろうと理想を思い描いていたのに、現実が30万円だったとします。

そうやって理想から現実を見下ろす人は、次のように考えるようになります。

「こんなハズじゃなかったのに。自分はこんなにも働いているのに」

この思考を10年間続けても、給料が40万になる**可能性は0％**でしょう。さらに気分も落ち込み、次第に心は病んでいきます。

では、現実から理想を見上げる思考パターンの人の場合。

現実から理想を見上げると、このように考えるようになります。

「どうやったら給料が40万円もらえるようになるだろう？　給料を40万円にするために

自分が今できることはなんだろう？」

そうです。この思考パターンの人は、具体的な方法を考えているのです。他にも方法があるという思考パターンを創れば、答えはおのずと潜在意識が教えてくれるようになります。**可能性は１００％あります。**そして下（現実）から上（理想）を見上げているとき、人は落ち込めないのです。

人間、上を見ながら落ち込めないでしょう。落ち込んでいる人は下を向くのです。

私のスクールでは小学生、中学生、高校生クラスがあり、まずはこの思考と可能性の授業をしています。幸せと不幸は思考が決めているからです。

幸せな人と不幸な人には、決定的な生き方、思考の違いがあります。

〈可能性が０％の人の思考パターン例〉

① 両親が口うるさいから自分は勉強ができない。だから私は不幸せ
② 先生がうるさく言うから学校へ行けない。だから私は不幸せ
③ 友達がひどいことを言うから学校へ行けない。だから私は不幸せ
④ 姑が口うるさい。だから私は不幸せ

⑤ 景気が悪いから商品が売れない。だから私は不幸せ
⑥ 夫の給料が少ないから私は自由じゃない。だから私は不幸せ
⑦ 妻が掃除をしてくれない。だから私は不幸せ
⑧ 子供が学校の先生にいじめられている。だから私は不幸せ

もういくらでも出てきます。この思考パターンを持っている人は、**自分の人生は他人次第、周りの環境次第**にしてしまっているのです。ですので、①の人の場合、両親が口うるさくなるまで、その人は幸せにはなれないのです。

すなわち、**他人や環境が変わらない限り、自分は幸せにはなれない**ということです。

もし一生不景気なら、自分の人生は一生不幸せ。もし先生が変わらなければ、自分は一生学校へ行けない。もし姑の小言がずっと続けば、自分はずっと不幸せ……。

可能性は0％です。なぜなら他人は、その人が自分で変わろうとしない限り、その人を変えることはできないからです。他人の心は自分のものではないのです。

成功していない人と話をしていると、**ほとんどの人がこの思考を持っている**のがわかります。**自分は変わろうとせず、常に他人を変えようとしている人たち**です。これを読んで耳が痛いあなた、耳が痛いと感じたのならチャンスです。今この瞬間から、あなたは変われます。**あなたが変われば周りが変わり、結果としてあなたの未来は変わる**のです。

そのことは、可能性が１００％の人の思考パターン例をみればご理解いただけると思います。

〈可能性が１００％の人の思考パターン例〉

①自分がどう変わったら、自分は勉強ができるだろう？
②自分がどう変わったら、先生とうまくやっていけるのだろう？
③自分がどう変わったら、友達と仲良くなれるのだろう？
④自分がどう変わったら、姑と良い人間関係が築けるのだろう？
⑤自分がどう変わったら、商品が売れるのだろう？
⑥自分がどう変わったら、夫婦が幸せに過ごせるだろう？
⑦自分がどう変わったら、妻が掃除をするのだろう？
⑧自分がどう変わったら、子どもは幸せになれるだろう？

自分の人生、自分次第。この思考からは、可能性は１００％あります。

なぜならば、**他人の心は変えられなくても、自分の心や思考、行動は自分で変えられるから**です。

成功している人と成功していない人は、この思考が違うのです。

そして幸せな人と不幸な人も、この思考の違いが大きく影響しています。私が人と会話するとき、その人が成功する人かそうでない人かは、どちらの思考かを見るだけでおおよその見当はつくのです。

「尾崎先生、従業員がマイナス思考なので変えてもらえますか？」という人。

「尾崎先生、従業員のマイナス思考を解放してやりたいんですけど、私がどう変わればいいのでしょう？」という人。

この違いです。

「他人が他人が他人が、環境が環境が環境が……」

そんなことをいつまで言い続けますか？　いつまで他人や周りの環境のせいにして苦しみ続けますか？　自分の人生です。自分次第で生きると、心は本当に幸せになれるのです。

可能性が０％の思考をして、一番苦しいのは自分で自分を責めることです。反省は必要ですが、罪悪感はこの世に必要はありません。人の役に立つことでお返しをすればいいのですから。

自分を責める人ほど、他人を責めます。もっと自分を褒めてあげましょうよ。

周りの人や環境があなたを苦しめるのではなく、自分の思考が自分自身を苦しめるのです。誰もあなたを不幸にすることはできません。自分の心は自分のもの。選択肢は常に自分

にあるのです。

私自身、このことに気がついたことで人生が大きく変わりました。不幸や、苦しみからおさらばしたのです。人生の成長とは、”気づくこと“ではないでしょうか。

私のスクールの教えでは、苦しいときに自分に対して言うセリフがあります。

それは、**「どの思考が自分を苦しめているの？！」**

他人によって苦しめられるものはないからです。

あなたも今後、苦しいことや辛いことがあったとき、こう自分に言ってみてください。

「どの思考が自分を苦しめているの？！」

人生を楽しく生きるための秘訣

いつも楽しそうに笑顔で過ごしている人がいれば、なんだかいつも退屈そうに暗い顔をしている人もいます。この両者の違いは一体どこからくるのでしょう。

例えば「雨」が降っているとします。雨が降るということは、ただ天気が雨だというだけです。しかし、憂鬱になる人がいれば、楽しくなる人もいる。これは、前述した信念体系が大きく影響しています。

雨は憂鬱だとプログラミングされている人は、「今日は雨か。あ〜いやだ」と感じます。そして低い波動、つまり不幸（心配、不安、怒り、憎しみ、妬み、悲しみ、落ち込み、憂鬱、不平不満）の感情を選択します。

一方、雨は楽しいとプログラミングされている人は、「今日は雨だ！　楽しいな」と感じます。お百姓さんだったらもっと喜ぶかもしれません。すると心は高い波動、つまり幸せ（楽しい、わくわく、喜び、感謝、愛）の感情を選択します。

雨という事象には、幸せも不幸も存在しません。雨は、ただ在る**というだけ**です。つまり、**楽しいこともいやなことも、あなたの周りに存在するのではなく、あなたの心がどう感じるかによって決まる**ということです。

私たちの感情はどこから来るのでしょうか？　私たちが苦しいと感じたり恐れたりする感情を一度見つめてください。私たちが感じている感情のほとんどが、実は過去のものなのです。もう過去の感情に縛られず自由になれるのです。

エジソンは、電球を完成させるまでの間に何千回も失敗したそうです。あるインタビュアーが「何千回も失敗されたのですね」と質問すると、エジソンは「電球ができない方法が何千通りもわかったのだ」と言ったそうです。

あなたが一つの事象を失敗だと捉えた時点で、それは失敗になります。その事象を成功だと捉えれば、それは成功になるのです。本来失敗も成功もありません。あなたがどちらかを選択するかです。そこにはただある事象が「存在するのみ」です。

ある生徒さんが、スピード違反で警察に止められたことがありました。彼女はすかさず「ありがとうございます！　このまま走っていたら事故につながっていたかもしれないところでした。止めていただいて本当に感謝です」と言ったそうです。するとキップを切られることなく、気をつけて帰りなさいと言われただけで済んだとのこと。

警察に止められたとき、彼女は〝感謝〟と〝不幸〟どちらの感情も選択することができました。しかし彼女は感謝の感情を選択し、そのまま感謝しながら家まで帰ったのです。きっと家に帰っても感謝されるような現実になったはずです。

反対に不幸の感情を選択していれば、おそらくキップを切られ、そのあともずっと不幸の感情と付き合い、さらにいやなことが起こる現実を引き起こしていくことになるでしょう。

何かの事象に遭遇したとき、常に幸せの感情を選択してみてください。あなたの感じ方次第で、あなたの人生は楽しくもなり、不幸にもなるのですから。どちらを選択するかは、あなたの自由です。

自分にないものを考える人、あるものを考える人

私のスクールでは、生徒さんに"自分にあるもの"を一つずつ挙げてもらうことがあります。同じものを2回言うのは禁止です。そうすると一つのクラスに40人～50人の生徒さんがいらっしゃるのですが、答えにつまる人が必ず出てきます。たった40個や50個が言えなくなるのです。私なら1万個は軽く言えますよと伝えるのですが、う～ん、とうなったままです。

自分にあるものを考えるのが苦手な人が多いように感じます。そしてそういう人は、きまって自分にないものはいくらでも挙げることができたりするのです。

「自信もなければお金もない。時間もなければ遊ぶ暇もない。結婚相手もいないし、相談できる友人もいない。恋人もいない。目は一重だし、スタイルも良くないし……」

こんなことを15分も考え続ければ、間違いなく不幸体験ができますね（笑）。でも、常にないものを考える人は、こうやって自分で自分を不幸せにしているようなものです。

反対にいつも自分が持っているものを考える人の場合。

「毎日ご飯を食べられるし、五体満足で体は丈夫。目は見えるし、歩くことだってできる。雨風防げる家もあるし、家族もあるし、自然を感じることもできるし、鳥の鳴き声やみんなの笑う声も聞こえるし、寒さを防げる服も持っているし……」

15分もすると幸せの体験ができるでしょう。

また怒りを持つ人は、怒らなければいけない人たちを引き寄せ、心配ばかりしている人は、心配しなければならないような現実を引き寄せてしまいます。

反対に、喜びからは喜びの体験が引き寄せられ、感謝する心からは感謝されるか感謝できるような現実を引き寄せてくるのです。

先ほども書いたように、幸せと不幸の感情は、同時に感じることはできません。いつもどちらか一つです。

「ある」という幸せな感情からは「ある」という体験を引き寄せてきます。

「ない」という不幸な感情からは「ない」ものを引き寄せてくるのです。

この本を読んでいただいているたった今から、「ある」と思うものに意識を集中し、幸せの感情を選んで楽しく暮らしてほしいと思います。

「イマジン」は人類が創り上げた究極の音楽

前述した「波動」とは、宇宙エネルギーと言い換えることもできます。

「生命（いのち）の暗号」（サンマーク出版）を書かれた遺伝子科学の村上和雄名誉教授がおっしゃるように、人間の深いところには人間を超えた「偉大なる何者か？」が存在していると私も思います。ある人はそれを神と呼び、創造主と呼びます。しかしそれはもう宗教家の世界ではなく、サイエンスだと考えています。

私たちがあるイメージを持ち、感情が強ければ強いほど、身体の周波数に現れ、その波動が体外から宇宙空間へと広がり「シンクロニシティ」が起こります。「シンクロニシティ」は日本語で「共時性」といわれ、ユングが提唱した集合的無意識と密接に関連しています。ユングは、人間は皆無意識の深い部分でつながっていると説き、それを集合的無意識と呼んだのです。「シンクロニシティ」は、深い部分でつながる人間同士が強い感情の周波数で同調していることを意味しています。

会いたい人を強く思っていると会えるというのもこの理論からです。電話をかけようと思ったら、その本人から電話がかかってきたという経験をされた方も多いと思います。これも自分の感情の周波数が相手の集合意識に入り、相手がその思いをキャッチしたということです。

「イマジン」を作曲したジョン・レノンは、「あれは僕が創った曲じゃない。勝手に聞こえてきたんだ」と言ったといいます。これが人知を超えた集合的無意識が影響しているとするならば、イマジンという曲は人類が創り上げた究極の音楽ということになるでしょう。

私のスクールでも一度こんなことがありました。イメトレをしていたとき、ある生徒さんが、イメージの中でカラオケボックスの臭いとタバコの臭いがしてきたというのです。すると隣にいた生徒さんも同じことを言います。もちろんイメトレルームは禁煙ですから臭いがするはずはありません。するとその隣にいた人が、「ごめん。僕がみんなでカラオケボックスでタバコを吸っているイメージをしていた」と言うのです。みんなびっくりです。本当に不思議な話ですが、人間を超えた奥深いところではみんなつながっているということが体験できたといえるでしょう。

スクールでは、お子さんを持つ方にお伝えしていることがあります。親が子の心配をしていると、そのイメージは子どもの集合意識に入るので、やめてあげてほしいのです。本当に心配するような出来事が起こりかねません。ですので、お子さんのことを考えるときは、なるべくお子さんの幸せな笑顔をイメージしてあげてほしいのです。

また、次のような仮説を立てている人もいます。

イギリスの生物学者シェルドレイク博士は、「形態共鳴場」という共鳴理論を唱えています。「形態共鳴場」とは、同じ種の間には時空を超えたあるつながりが存在し、「形態形成場」という場を通して、種同士の共鳴現象として反復的に現われるというもの。難しいですね（笑）。

船井幸雄さんは書物の中で、この理論を「１００匹目の猿現象」としてわかりやすく説明されています。1匹の猿が川で芋を洗って食べていると、次々と他の猿も同じ行動をとり始めました。そして同じ行動をとる猿の数がある一定量を超えたとき、その行動が群れ全体に広がり、さらにまったく異なる場所でも同じ現象が突然起こったというのです。これは時空を超えて共鳴現象が起こるということを示しています。

ライト兄弟が飛行機を発明したころ、二宮忠八も同じような構造を発明していました。またある一定の人たちの波動が高くなると、その町全体の犯罪が減るとも言われています。

ユングの「集合的無意識」も、シェルドレイク博士の「形態共鳴場」も、究極的には同じことではないかと思います。高い波動を持つ人が増え、世界中の人びとが同調し合い、引き合うことで、平和な未来がやってくると信じています。

一日中わくわく過ごす日「わくわくデー」

私の家族は毎月1回、わくわくデーという旅行をしています。

それは両親が病気になったことがきっかけでした。

アメリカから帰国後、仕事が忙しくなかなか両親に会えない日が続いていました。そして昨年、母が胃潰瘍で入院したのです。皮膚病も併発、さらに両親ともに足を悪くし、歩くことが困難になってしまったのです。

病気の原因はほぼ検討がついていました。二人とも心配、不安、寂しさなどネガティブな感情が多かったのです。よくケンカもしていたようですから（笑）。

そこで４ヶ月ほど前から、毎月１回二人を連れて旅行に行くことにしたのです。その日のテーマは、ズバリ〝１日中わくわくする〟こと。だから、わくわくデーと名づけました。

まず、会話するときは、過去の思い出であれ、未来の話であれ、うれしかったことや感謝したこと、楽しかったことしか口にしてはいけないことにしました。場所は自然を楽しむために山を見たり、川を見たりと、空気のよいところに行きます。そして美味しいものを食べ、買い物をしたり、五感すべてが癒されるような一日にします。

わくわくデーを始めたころの母は、最初は楽しい会話をしていても、すぐに昔のいやな出来事の会話に流されてしまいます。そのたびに「わくわく！　わくわく！」と話を切り替えていました。母も「そうそう、今日はわくわくデーやね」と言って楽しい話題に切り替えるのですが、また10分も経たないうちに、会話が不平不満の方向へ。10分おきに「わくわく！」と方向展開が必要でした(笑)。それほど、普段から不平不満を口にしていたということです。

わくわくデーを始めてから数ヵ月後のこと。先月京都に行ったとき、突然母が「あ！　足が治ってる！　普通に歩いてる！」と大声で言うのです。見てみると、本当に普通に歩いています。父もかなり回復してきました。そして母は胃潰瘍で、食事がほとんど喉を通らなかったのが、お寿司をすべて食べ、大喜びです。母は、私に特殊な力があると思っているようです（笑）。

この原稿を書いている今月は、岡山のバラ園に一緒に行きました。私と母はバラが大好きで、家のお庭もバラだらけです。今月できっと完全に健康になるだろうとイメージをしっかりして行ってきました。途中曇ったり、雨が降ったりしていたのですが、バラ園について歩いているときだけ晴れたのです！　何てついているのでしょう！

お昼ごはんにお肉が食べたいというので、焼肉につれていったら両親ともみごとにペロリ！　信じられないほどの回復です。これには裏付けがあるのですが、**感情がプラスに働くと、自然治癒力の遺伝子がＯＮになり、元気になる**のです。私たちは普段、95％の遺伝子をＯＦＦにしたまま、５％の能力だけで生きています。そしてスイッチが切れた遺伝子をＯＮにする方法こそ、”わくわく“なのです。**わくわくと楽しい気持ちがあなたの遺伝子を目覚めさせ、よりよく生きる原動力になります**。

わくわくデー、いいでしょう？　親孝行もできますし、わくわくデーは今後もずっと続けていこうと思います。

両親もようやく普通に歩けるようになったので、生まれて一度も飛行機に乗ったことがない母に、今年はぜひ乗せてあげようと思っています。皆さんもどうぞ、毎日をわくわくお過ごしくださいね。きっといいことがありますよ。

直感こそ、真実への道

私は休日を利用して、一日中直感に従って行動する日があります。「わくわくデー」に続き「直感デー」です（笑）。その日はとにかく、自分の直感通りに行動します。

例えばこの前は、夕方の5時ごろに突然「徳島の阿波踊りが見たい！」と思ったのです（笑）。すぐにマネージャーの島袋に連絡し、「今から徳島の阿波踊りに行くから」と。もうびっくりしていましたが、今からじゃ間に合わないと言います。でも私はとにかく阿波踊りが見たいわけです。直感がそう言っているのです（笑）。

彼を説得して、とにかく徳島まで車を飛ばすことになりました。しかし途中で島袋が、この時間だともう駐車場がないと言い出します。だいぶ離れたところに車を停めて、あとは歩いていくと言うのです。でも私は、直感で駐車場が空いていると思ったので、「大丈夫、必ず一台だけ停める場所が空いているから」と。すると彼は「そんなハズはない」の一点張り。こんなやり取りが続いたあと、彼も「尾崎のイメージを信じよう」と阿波踊り会場のまさに目の前まで車で乗り込みました。すると酒屋店の主人が店の外で女性と何やら会話をしていたので、「この近くに駐車場はないですか?」とたずねたら、「この時間にはどこもないよ。僕の駐車場を貸してあげよう。ここに停めておくといいよ」と、その主人の店の駐車場を使っていいことになったのです。しかも無料で(笑)。無事、車を停めることにも成功し、しっかりと20時スタートの阿波踊りにも間に合いました。

さらにそのあと、ちょうど出演することになっていた私の好きな和太鼓の「連(チームのこと)」が見たいと思い、直感に従って探しに行くと、すぐに見つけることもできました。

直感通りに動いていれば、すべてが思い通りになっていったのです。これは偶然ではないと考えています。私はスクールでも「**直感こそ、真実の道**」と伝えているのですが、直感はリラックスしたとき、集中しているとき、心が静かなとき、お風呂に入っているときなどに、ひらめきとして心に降りてくるのです。

もう少し詳しくいうと、直感とは第3の目、第6チャクラです。チャクラ(人間のエネルギーセンター)のことはあとで詳しく述べますが、願望が実現するときも、この第6チャクラが活性化しているときなのです。直感が冴えているときというのは、まさに望みが叶うときと言い換えることもできます。つまり、直感こそ、願望や望みを実現させる近道なのです。私の成功も、直感通りに動くからだと確信しています。

いらいらしているときに感じたことは、直感ではなく、ただのエゴです。また、直感によってあることがひらめいたのに、すぐ行動に移さずに、立ち止まっていろんなことを複雑に考えてしまっては、直感の冴えは鈍ってしまいます。直感は右脳の働きですが、左脳の思考が邪魔をすると、真実への扉は閉じられてしまうのです。

みなさんも一度、直感に従って行動する日を楽しんでみてはいかがですか？　そうやって直観力を磨き上げることで、真実への道、成功への道が拓けてくるのですから。

感謝されるより、感謝する方が波動が高い

私たちは自分が人を嫌いになることはまったく恐れていないのに、人から嫌われることは恐れていたりします。

でも逆なのです。自分が人から嫌われるより、自分が人を嫌うほうが、波動が低いのです。人を嫌いと思う心は、自分の心です。よって不幸の感情エネルギーを持っているのは自分です。

反対に、他人が自分を嫌っているのは、他人の心の周波数です。よってその場合、不幸の感情エネルギーを持っているのは他人です。ですので、自分が人を嫌うことを自分で認めて

いるのなら、他人が自分を嫌っていても、認めてあげればいいと思うのです。他人の心なのですから。そうやって人を嫌っている人は、次は自分が嫌われる現実を引き起こすことになるでしょう。損をするのは自分です。投げた石は、自分に返ってくるのです。

また私たちは、自分が感謝するよりも、感謝されたいと願っています。これも逆です。自分が感謝している心は自分のエネルギーですから、波動が高いのは自分の方なのです。私はよく生徒さんから感謝状をいただきます。もちろん感謝のエネルギーをもらっているのですから幸せな気分になります。でも、きれいな心は感謝している生徒さんなのです。だから、そんな生徒さんには「おめでとう!」と言います。なぜならこの先、その生徒さんには感謝されるような現実が待ち受けているからです。

もちろん感謝を受け取っている私は、過去に多くの人に感謝を送ったことになります。嫌われたり他人に批判されたからといって、自分が苦しむ必要はないのです。苦しむか苦しまないか、それを決めるのも自分の心なんですから。自分で決められるのなら、苦しまない方を選択したいですね。

被害者を演じていませんか?

この世の中に〝傷つけられる〟ということはありません。

傷ついた心は実際にあるでしょう。本人が傷ついたのなら、事実心に存在はしています。しかし、先ほども書きましたが傷つくか傷つかないかは、自分の心ですから自分で選択できるのです。よって他人によって自分の心が左右されることはありません。傷ついたのなら、自分が傷つく方を選択した結果です。

自分が傷つかない方を選択している人は、何を言われても傷つきません。

たとえば元日本ハムの新庄選手。彼はたぶん、自分のことを「かっこいい」と信じていると思います。だから、たとえ世界中の人が彼を傷つけてやろうと「お前はかっこよくなんかないぞ。不細工な男だ！」と言ったところで、「俺がかっこいいから妬んでるの？　もうしょうがないなあ」とこんな具合だと思います（笑）。

でも自分が不細工だと信じている人は、世界中の人が褒めたとしても「イヤなやつ。俺のことをバカにしやがって」と思うに違いありません。

実は私たち人間は、自分が気にしていることを言われると反応してしまうのです。

もしもあなたが周りから批判されているように感じたのなら、それは他人に批判されたのではなく、自分で自分をずっと批判し続けているということです。そのことに早く気づいてください。そしてもっともっと自分を認めてあげてください。それがあなたの個性だと気づいてください。

「こんなに太っているのに。こんなに足が短いのに、自分を認めるなんて……」

こんな思考が今浮かんだあなた。一度考えてみてください。

私たちは生まれてからずっとテレビや雑誌を見つづけて、美人な人、そうでない人のイメージを勝手に創り上げてしまっただけなのです。つまり催眠にかかり、心に信じた通りの見方をしているだけです。

美人の条件が〝太っている人〟の国があります。その国では、痩せている人は美人ではありません。

耳が長い人が美人という国もあります。そこで生まれたら、私たちは耳に重いものをぶら下げて、一生懸命に耳を伸ばそうとするでしょう。

美人や不細工、かっこいい、かっこよくないなんて常識、ルールはまったくなかったのです。すべては催眠です。キムタクや工藤静香さんがその国に行ってごらんなさい。日本から不細工なヤツが来たぞ！　っていわれるハズです（笑）。

もう他人と比べる必要はありません。日本人は、キムタクがかっこいいという催眠にかかっているだけなのです（まあ私もその催眠にかかっていますが、笑）。

小さいころから私たちは比べられ、「隣の子は勉強がよくできるのに、あんたはできない」とか、常に誰かと比較して、良い悪いという催眠にかけられました。まるでテストで1番をとることが優秀で、成績が悪いと駄目な人間のように催眠をかけられました。でも1番をとるには2番の人が必要です。2番の人は3番の人がいるから2番になれるのです。

300人中300番の人は、299人に喜びを与えた人です。1番の人は299人にお礼を伝えてもいいくらいです（笑）。

もういいじゃないですか。もう誰かと比べて生きるなんて私はまっぴらごめん（笑）。1番でも300番でも　どちらが上でも下でもない。ただ能力がみんなそれぞれ違うだけなのです。

勉強がきらいな人は、しゃべるのが上手だったりするでしょ。人生、楽しみましょうね。もう違っていてもよいのです。個性ですから。

あのがばいばあちゃんが言うように、「成績がオール1でも、全部足したら5になる。人生は総合得点！」って、本当にそうだと思うのです。

被害者を選択して苦しいのは自分です。そのことに早く気づいてくださいね。

常識という名の「催眠」

世界には一夫多妻制の国があります。籍を入れない国があります。仕事の合間に昼寝をする国があります。15時以降、仕事をしない国があります。車の車検がない国があります。

このように、何が正しくて、何が間違っているのか。それは国によって違うのです。つまり常識というのは、ないのです。

新庄さんが日本ハムで野球をしていたときは、ニュートラルでとても気持ちがよかった。野球とはこうあるべきだという催眠を解いてくれた人なのですから。だから、かぶりものもできる（笑）。

しかし彼がかぶりものをしたからといって、傷つく人はいません。むしろ新庄シートをつくって多くの子どもを招待するなど、多くの人に喜びと感動を与えつづけた彼の功績は大きいと思います。

「常識常識っていうけれど、常識って誰が基準？　何が基準？　そして誰が決めたの？　誰と比べて？」

一度そうやって常識を疑ってみてください。

もちろん法律をおかせといっているわけではありません。わがままに生きろと言ってるわけでもありません。

「私って本当はどうしたいのだろう？ 自分の幸せって何だろう？」

それを世間の常識に縛られることなく、自分で答えを見つけてほしいのです。世間のつまらない催眠にかかっていては、本当の生き方を探し出すことが難しくなってしまいますから。

人間は５％の力しか使っていない

遺伝子研究の村上和雄名誉教授は、私たちの遺伝子の95％は、スイッチが切れた状態だといっています。つまり私たちは５％の能力しか使わずに生きているのです。

この遺伝子のスイッチを入れるためには、心の作用が大きく影響するといわれています。

心と遺伝子の関係を立証するため、吉本興業とタイアップしてある実験が行われました。それは、糖尿病の人に二種類の話を聞かせて、血糖値がどう変化するかを調べるというもの。聞かせた話の一つは、面白くもない教授の話。そしてもう一つは、吉本の漫才です。すると教授の話では血糖値が１２３ミリ上がり、吉本の漫才の場合は77ミリ下がったそうです。

また岡山県にある「すばるクリニック」の伊丹仁朗医師は、がん患者に落語を聞かせることで免疫力が高まるということを日本で初めて証明しました。

これらのことからわかるのは、”太笑い“によって潜在能力が大きく引き出されるということ。つまり**感情がプラスに働くと、遺伝子のスイッチがONになるのです。まさに笑いほどパワフルなエネルギーはない**のです。

私自身も潜在能力や心を研究していくうちに、大きなポイントが感情レベルだということに行き着き、感情の浄化を15年間研究してきました。自分のイメージで怒りの感情を生み出し、その怒りをどうやって解放していくのかを自分で実験したこともあります。イメージで病気を創ったこともありました。

人間は幸せの感情（わくわく、喜び、楽しみ、感謝、愛）を持つと潜在能力のスイッチがONになるのです。そして私たちの脳は、可能だと思ったことはすべて可能になります。反対に、できないと思った時点で、それはできなくなるという意味でもあります。

地球上の人類の中でも、とくに日本人はすばらしい潜在能力を持っているといわれています。”平和の民“と呼ばれ、動物、植物、空気、水など自然への崇拝心が強いホピ族の魂を持つ人は、日本人に多いとされているのです。

そんなすばらしい力を持つ私たち日本人も、その力を発揮しないことには意味がありません。笑いに満ちた楽しい時間を過ごして、ぜひ幸せに満ちた毎日を送りたいですね。

脳はイメージと現実の区別がつかない

イメージトレーニングがなぜ有効かというと、私たちの脳は催眠状態（イメージトレーニング中）のとき、それがイメージなのか実際に経験していることなのか区別できないからです。

たとえばゴルフ。実際にコースに出てプレーをするのも、目を閉じてゴルフ場に行き、青空を見て、風を感じながらプレーするのも、同じ経験として心にインプットされるのです。

イメージしてみてください――

18ホール、パー3。目の前には青々としたフェアウェイが広がっている。大きく深呼吸したあと、目指すグリーンを見つめ、ゆっくりとクラブを握る。そして真っ白なボールに意識を集中し、イメージ通りの会心の一打を放つ。手には確かな打感が残る。ボールはイメージ通りグリーンを捉え、ワンオン、ピンそば。よし！　落ち着いてボールをカップにしずめ、バーディ。スコアーを見ると、理想の数字が並んでいる。そして心には大きな自信がみなぎっている――

このように感情を伴って鮮やかにイメージすればするほど、脳は事実とイメージの区別がわからず、実際の経験と見なします。ゴルフに限らず、スポーツ選手がイメトレするのもこのためです。100回イメトレすれば、実際に100回コースに出たのと同じ経験を積んだと脳はみなします。そして、本当に自信がつくのです。

多くの人の前でしゃべるのが苦手だという人がいます。しかし、イメージの中では100回しゃべることができます。大人数を前に、流暢に話す自分をイメージしてみてください。緊張することなく（緊張せずに話ができているという気持ちも感じてください）、自信を持ってしゃべっている自分を、リアルに思い描くことがポイントです。すると脳は実際の経験とみなし、本番ではしっかりとしゃべることができるようになるのです。

自信をつけるためには経験が必要だというのがこれまでの常識でした。しかし**イメージを繰り返すだけで、今自信があろうとなかろうと、今のイメージで、〝自信を持っている自分〟という未来を創り出すことができます。**

結婚式の前日、頼まれていたスピーチを考え始めるとドキドキし始めたことがあるでしょう。子どものころ、遠足の前日に布団の中でわくわくしたことがあるでしょう。実際にスピーチしてもいないのに、まだ遠足に行っていないのに、なぜ感情が高ぶるのでしょうか。それは、脳は実際に経験していると思って感情が反応しているからです。**事実、その感情は未来のものではありません。まさしく今その瞬間、あなたは経験している**のです。

深い催眠状態の中、被験者にレモンを渡し、「これは甘いリンゴ」だとプログラミングすると、脳には甘いという情報がインプットされ、そのあとレモンを食べると実際に甘く感じるようになります。また昔、催眠ショーでお水を持たされた人が、それはお酒だとインプットされたら、実際に酔ってしまったこともありました。これらも脳がイメージと現実の区別がわからないということを証明している一つの例です。

私の授業のイメトレでは、必ずイメージでヒーリングをしていきます。1回で腰痛、肩こりが消えた人はたくさんいますし、花粉症が1回で治ったという人もいます。最近来られた方も、腰痛で歩けなかった人が、帰るときはもうぴんぴんして「腰痛が消えた！」といって喜んで帰られた方もいるほどです。

イメージでがん細胞を死滅させた少年

アメリカに住む当時9歳の男の子が、イメージでがん細胞を消したという実話が話題になり、日本でも番組で取り上げられたことがありました。

彼はイメージの中で、がんを悪者の軍団に仕立て上げました。そして白血球を正義の味方にして、水鉄砲のようなものでがん細胞をやっつけるイメージを半年間続けたのです。その結果、なんとすべてのがん細胞を消滅させてしまったのです。

これと同じような実例は、私の生徒さんからも聞きました。白血病が治ったというのです。これも、前述した〝脳はイメージと現実の区別がわからない〟ということを利用しています。

実は私も一度、同じようなことを経験しています。

歯茎が炎症を起こしたときのことです。私はイメージの中で、エンジェルが口の中に掃除機を持ってやってきて、膿を吸い取っているイメージをし続けていたら、本当に膿がすっかりとなくなり、炎症が治ってしまったのです。脳は、膿を吸い取っているイメージを現実だと思ったのです。

アメリカでは、イメージの力を利用した催眠出産というのがあります。イメージの力は痛みも抑えてしまうのです。また麻酔が効かない人に手術を行う際も、イメトレで痛みを消すということが行われることもあります。痛いという感覚も、実際はその場所が痛いのではなく、脳が創り出しているだけなのです。

このように、イメージの力で、広大な能力が眠る潜在意識の扉を開け、驚くような力を発揮させることもできるようになるのです。

脳は〝現実〟か〝フリ〟か判断できない

ＮＬＰ（神経言語プログラミング）の技法にモデリングというのがあります。天才を真似ていくという技法です。成功者はこの手法をよく使います。

先ほど、脳はイメージと現実の区別がつかないと書きましたが、脳にはさらにこんな特長もあります。**脳は〝実際にそれを行っているのか〟、それとも〝フリをしているだけなのか〟、判断できない**のです。

例えば役者さんが、ある役を演じるとします。最初はその役の人格をただ演じていたつもりが、次第に日常生活でも、無意識にそのフリをしていた人格になってしまうことがあります。

本人は無意識なので、日常生活でも演じているつもりはありません。しかし優秀な役者さんほど役に入り込み、自分の人格として再形成していってしまうのです。

愛のある役ならまだしも、意地悪な役なら困り者ですね。本当に意地悪な性格になっていくのですから。

これは、役者さんに限った話ではありません。

実は私たちの人格も、小さいころから自分で「私ってこういう性格なのよね」と決めつけているうちに、その性格が潜在意識の中にインプットされているのです。そしてその性格が自分だと思い込んでいるうちに、人格は形成されていきます。

ドラマセラピーというのがあるのですが、これも同じ理論です。

私の生徒さんの息子さんが登校拒否だということで、お母さんが彼をスクールに連れて来られたことがありました。

私は彼にこう言いました。

「今は自信がなくってもいいのよ。でも自信のあるフリはできる？　今日からあなたは俳優よ。かっこよくって自信に満ち溢れている役。背筋をしっかりと伸ばして、先生の目をしっかりと見つめ、いかにも自信たっぷりに演じてみるの。そんなフリならできる？」

すると彼は、それならできると言いました。

その日の夜、早速お母さんから電話がかかってきました。スクールから帰ったあと、午後から学校に行って、先生の目をしっかりと見て話ができたというのです。

最初はフリでもいいのです。脳はフリをしているとは思っていません。実際に姿勢を変えると、心はそれに従うのです。

私はよく冗談で「自分の潜在意識を騙せ！」と笑いながら言っているのですが、でも上手く自分を騙すことで、理想の人物像を手に入れることも可能です。

まずはあなたが憧れている人を思い浮かべてください。それがあなたの理想の人格です。そしてたった今から、その人になったつもりで、行動してみてください。しゃべり方、手の振り、歩き方など、一挙手一投足を真似ていくのです。何かを考えるときも、その人だったらどう考えるだろう？　と自分に問いかけてください。すると理想の思考パターンも形成されていきます。

私自身、このノウハウを勉強する以前から、知らずによく使っていました。しかし私の場合、憧れる人がいつも男性だったため、「よ！　男の中の男だねー！」と言われたものです(笑)。今は綾戸智絵さんにそっくりだと言われていますが、モデリングしたわけではありません。でも私は、彼女のことは大好きです。

コミュニケーションとは、心と心を合わせること

コミュニケーションは言語が7％、声の調子が38％、目の動き、ボディランゲージが55％です。

「目は口ほどにものを言う」とはこのことです。

たとえばメールで「今日は風邪をひいたので休みます」と送っても、本当に風邪かどうか真実はわかりません。言語のコミュニケーションは7％ですから、仮病がバレない一番の方法はメールでしょう。バレないということは、つまり相手のことがわからないということです。

電話だと45％のコミュニケーションになります。仮病を使うのに、皆さんは声のトーンを変えるでしょう。まさか明るい声で「今日は風邪をひいたので、休みまーーーーす(^o^)ﾉ」とは言わないですよね。電話でもバレないということは、まだ相手の真実がわからないということです。

では相手を目の前にして、目をみて仮病を使えますか？　スクールの生徒さんにこの質問をして、手をあげた人は誰もいませんでした。なぜでしょう？　それはバレるからです。バレるということは、相手の心、真実を知るということです。

コミュニケーションとは心と心を合わせることだと思います。"心を合わす"とは、お互いの心を開き、信頼関係を築きあげることとです。

私のスクールでは、よっぽど会えない相手は別として、メールで「心」を書くのは禁止しています。最低でも電話です。言語だけのコミュニケーションでは、何らかの誤解を招くからです。

今回本の出版が決まって、一番苦戦しているのもまさにその部分です。私が伝えたい"思い"が、本では7％しか伝わらないのです。編集者の人に何度も訴えました。

「私はこの声や話し方、声のトーン、顔の表情、ジェスチュアで自分の気持ちを伝えてんのよ！　もうどうしたらええか教えて～」って（笑）。ちなみに私はバリバリの関西弁ですから。この本の印象とはかなり違うかもしれません。気になる方はぜひスクールにご参加ください（笑）。

さて、人間関係でよく気が合うとか合わないとか言いますが、それってどういう意味なのでしょう。

人間、気が合わないと言っている根拠は、"自分と違う"ということです。つまり"自分と似ていない人"。たったそれだけです。自分と似ている人は気が合うと思い、似ていないと気が合わないと判断してしまうのです。

よく言いますよね。

「普通そんなこと言うかなーーー。

普通そんなことするかなーーー。

なんかあの子とは気が合わないわ」

自分の考えと違うことを言ったり、自分とは違う行動をする人に対して、気が合わないと言っているのです。つまり〝自分と似ていない〟と思っているからです。

また、自分とは似ていないのにも関わらず、相手を信頼するケースがあります。

それは尊敬している人に対してです。尊敬する人とは、「自分の理想の人」だからです。

人が心を開くのは、自分と似ているか、尊敬しているか、どちらかということになります。

なぜなら安心感を抱くからです。

NLPの技法にペーシング、ミラーリングという技法があります。〝相手の鏡になってあげる〟ということです。相手が正座しているのなら、自分も正座する。相手がゆっくりしゃべる人なら、自分も相手に合わせてゆっくりしゃべる。それだけで違ってきます。〝自分と似ている〟ということが相手に〝安心感〟を与え、それはやがて〝ラポール（信頼）〟へと変化していくのです。

自分を認めてもらおうと必死で自分をアピールする人が多いのですが、実は逆です。**自分を認めてもらう前に相手を受け入れ、相手を認めることで信頼関係は築かれていくのです。**

おかげで結婚生活では、嫁姑問題は一回もありませんでした。自分をわかってもらう前に、相手を理解してあげるだけでいいのです。すると自然に相手も自分を理解してくれるようになります。

1000人いたら1000通りの価値観、考え方があります。それが個性。違っていて当たり前。そして違っていていいのです。ただ本当にいやなことがあれば、「それはいやなのでやめてもらえますか?」と心を開いて、正直に伝えることも大切です。

社員教育にイメージトレーニングを取り入れる時代

今、社員教育にイメトレを取り入れる企業が増えています。

大手企業では潜在能力プロジェクトチームを立ち上げた会社も出てきました。もうマニュアル的な発想ではなく、人間の内側にある無限のアイデアを引き出そうとしているのです。

「人間 この未知なるもの」（三笠書房）**を書かれた人間研究で有名なノーベル生理学・医学賞受賞のアレキシス・カレル博士も、「人間の想像力には未知なる無限の可能性がある」**と説いています。

もうかれこれ5年間、顧問をさせていただいている「S.COUER」という美容室でも、社員教育にイメトレを取り入れ大成功を収めています。代表取締役を務める服部史江先生は10年以上のお付き合いのある方です。

服部先生の会社の顧問にさせていただいたとき、先生は64歳でした。とてもそのお歳には見えない若々しさと可愛らしい人柄の方です。そして先生の片腕として働かれている息子さんの服部マネージャー、そして森マネージャーもとてもすばらしい方で、スタッフ全員から愛されるリーダーです。私が教えさせていただいた通り、会社でもみんなでイメトレを実践されました。

美容室「S.COUER」は、私のスクールでイメトレを学んでから、美容室コンクールで奇跡といわれるオール金表彰を3年連続達成されました。メイクの大会でも全国大会で優勝したり、サスーンのカットコンクールでも全国大会4位と優秀な成績を収められたのです。

今では、どうすればそんな奇跡みたいなことを起こせるのかと、服部先生のもとに多くの方が聞きにやって来られるのだそうです。

美容室「S.COUER」の成功の秘訣は、何よりも服部先生の強い思いとイメージの力です。そしてスタッフのことを何よりも第一に考えられている方です。

最初に服部先生にお会いしたとき、先生は私にこうおっしゃいました。

「スタッフの心をもっと解放してやりたいんです」

先生はまずお一人でスクールに参加し、ご自分でイメトレを学ばれました。そしてご自身の成長を実感されてから、今度はスタッフも含めた美容室全体の顧問契約を結ばせていただいたのです。

組織全体が一つにまとまり、みんなが力を合わせて目標に向かって進んでいく。そのとき、スタッフみんなのベクトルを合わせる上で、イメージトレーニングはとても有効です。みんながイメージの中でヴィジョンを共有し、それを達成した感動を共有することで、みんなの思いが強い信念となって同調し、想像をはるかに超えた力が発揮できるようになるのです。そして、そんな組織を率いる人には、誰よりも強い信念とスタッフを思う心が必要です。服部先生率いる美容室「S.COUER」は、そんな理想的な組織像を体現したといえるでしょう。

当社に社員教育を依頼される経営者の方々は、すばらしい方ばかりです。

「売上をあげたいのでスタッフを変えてください」と言うような方はいません。

スタッフのことを考えられる経営者だからこそ、成功されるのだと思います。

かつての常識では、潜在能力のピークは18歳～25歳で、その後は低下するといわれていました。しかしマーク・ローゼンツヴァイク教授の研究の中でも、脳に十分な刺激が与えられれば、脳の発達に年齢は関係ないという証明がなされています。また精神の専門家トニー・ブザンは、「生まれたときから1万個の脳細胞を失っても、膨大な蓄えがあるので80歳までに失われるのは3％にも満たない」といっています。

服部先生は、そんな知識を持ち出すまでもなく、潜在能力に年齢は関係ないということを立証されたのです。

服部先生のような経営者が一人でも多く日本に出てきて、社員教育にイメトレを取り入れていくことで、日本の企業全体がより元気に発展していくのではないでしょうか。

Column

スクール受講生からのメッセージ

美容室S.COUER 代表取締役　服部史江様

私が尾崎さんのスクールに通い始めて5年が経とうとしています。最初の半年間は私一人で参加したあと、会社で顧問契約を結び、約50名いる全スタッフに向けたイメージトレーニングを尾崎さんにお願いすることになったのです。それからというもの、スタッフの意識は変わり、不可能とされていた目標を3年連続達成することができています。

私は15歳で美容師になったあと、22歳で美容室「S.COUER」をオープンしました。以来43年間、楽しいこともありましたが、努力・根性・忍耐で苦労しながら、一歩一歩階段を上ってきたのです。

尾崎さんと出逢ってから、今年でもう17年目になるでしょうか。どんなときでもプラス思考。成長のためには並外れた自己投資。何とステキな方だと思いました。実はアメリカに長期留学されたときも、アメリカまで追いかけていって、大きなエネルギーをもらったこともありました。

アメリカから帰国後、尾崎さんがスクールを始められたとき、何人かのグループで受講しました。

楽々簡単、やる気よりその気、イメージして楽しんで……。

スクールでは、私のこれまでの人生ではあり得ないようなことが、尾崎さん独特の笑いを交えたトークで話されていました。

スクールに参加した私の願いは、"私と、私に関わるすべての人の幸せの構築"。

自己宣言を書くアファメーションカードで、みんなの幸せを願いました。

私の美容室に来ていただいたお客様ひとり一人の笑顔、スタッフひとり一人の笑顔……。いろんな場面が思い浮かび、こみ上げる喜びに涙が溢れて止まらなくなり、声がつまり、胸がいっぱいになり、最後は読むことができないほどでした。何度も何度も読み返し、イメージが膨らみ、すでに目標達成している、そんな気持ちにすらなりました。その後、すべてのスタッフの幸せを願い、全スタッフがスクールに参加し続けています。

スクールに参加してから、スタッフ全員が肯定的な言葉を使い始めました。店の中からマイナスのエネルギーが消えていきました。お客様や仲間のことを心から想いやり、沢山の感謝の気持ちが生まれました。そしてスタッフ全員の意識の変化を感じ出したころから、自然とすごい結果が出始めたのです。

なんと美容室コンクールで、3店舗そろって、年間オール金表彰を3年連続受賞することができたのです。年間オール金表彰を受賞するだけでも至難の技なのに、3年連続、しかも3店舗そろって受賞するのは奇跡に近いとさえいわれています。

この賞は全国の美容室を対象にしたコンクールで、売り上げや客数、客単価、パーマやカラーの比率など部門ごとに細分化した目標を掲げ、パーセンテージで最も優れた美容室に金賞が贈られるというもの。美容室の売り上げバランスのモノサシであり、各スタッフにとっては技術・継続・成長・努力のバランスが把握できるモノサシでもあります。

私の美容室では、尾﨑さんのスクールに参加する前の年に、オール金を目指した取り組みを始めました。当然それ以前からも、みんなで力を合わせ、一生懸命がんばってそれなりの売上も上げていましたから、その年のオール金の成績表はかなり期待できると思っていたのです。しかし結果は、金はほんの少しで愕然としました。

スクールの中では、「オール金を取ってグアムへ行こう！　リッツ・カールトンホテルで表彰式とパーティーをしよう！」とわくわくする目標も決めました。そして、その目標に向かってスタッフ一丸となって取り組んでいったのです。

そして一年目。なんと美容室「S.COUER」3店舗全店そろって年間オール金表彰を受賞したのです！　コンテストの主催者の方から、「全店舗、年間オール金は初めてのことです。ぜひ2年連続を目指してください！」と励ましていただきました。

表彰式では代表として発表させていただきました。全員でグアムに行き、海岸で運動会も開催。とっても盛り上がりました。リッツ・カールトンホテルで表彰とパーティーも開催しました。尾﨑さんやマネージャーの島袋さん、河内さん、他にも沢山のゲストの方々にお越しいただきました。

その後も継続して尾﨑さんのスクールに通いながら、スタッフ全員が楽しんで仕事に取り組み、なんと2年目、3年目も3店舗すべてオール金表彰を受賞することができたのです。

美容室オープン25周年となる今年、尾﨑さんのイメトレのおかげで、オール金表彰達成のグアム旅行も4度目となり、お店も4店舗になりました。

これからもお客様に喜んでいただくため、わくわくする目標をかかげ、もっともっと楽しんですべての人のさらなる幸せを目指し、達成していきます。

きっと全員がプラスになるカギを手に入れたなら、まだまだ不思議な世界が待っていると思うのです。これからも尾﨑さんにエネルギーをいただきながら、一歩一歩、前に進んでいきます。

Column

スクール受講生からのメッセージ

人材派遣会社　代表取締役　奥野憲夫様

私が尾崎さんのスクールを受けるようになってから、私の周囲で起こった出来事をお話しいたします。

私はスクールに自ら率先して参加した訳ではありません（尾崎さんすいません）。実は、最初は知人とのお付き合いで参加したのです。ところが、スクールの回を重ねていくうちに自分の周りが面白いように変化していきました。偶然だと思うのですが、まさにイメージ通りに物事が運ぶのです。尾崎さんのセミナーの成果としか考えられない出来事でした。

スクールでは、尾崎さんの話を一字一句もらさずに、集中して聴いていた訳ではありません。心も身体もリラックスして、なかば眠っている状態、半覚醒状態とでも言いましょうか、まあ、居眠りしながら聴いていたという感じです。

尾崎さんにはよく、「今日も寝に来たん？」と冗談を言われるほどでしたから、決して真剣ではなかったと思います。

私はネットワークビジネスの仕事をしていたので、自己啓発、成功哲学、イメージトレーニングなどのセミナーには何度も参加していましたし、「そんなもので人生が上手くいけば誰も苦労せんわ」くらいの考え方でした。実際、これまでに勉強したことを何度も試してきましたし、そうそう簡単にはいかないという経験を重ねてきていたのです。

でも、「これやったら何とか上手くいくかも?」と思い始めたころ、自分のイメージしてきたことが、次々と本当に現実化していったのです。

なかでも、大きな出来事が4つあります。

1つ目は、私の財布の中がお札でいっぱいになったこと。常に100万円以上の現金が入っています。

「お札がなければ新聞紙でもいいから詰め込んで（新聞とは思わずに100％本物と思い込むことが大切）、財布を開けたときにお金があると思えるようにしておくこと」というスクールでの教えを守った結果です。

最初は3万円、それが10万円になり、減ったときには目茶苦茶悔しくて、新聞紙を入れたりといろいろやっているうちに、本当にイメージ通り、本物のお札に変わっていったのです。自分でも怖いくらいの結果です。

2つ目は、会社の売上です。

会社を立ち上げて10ヶ月後の平成17年6月。当時の売上は月に1200万円ほどで、月毎の数字は上がったり、下がったり。いろいろ努力はしていましたが、かなかな思うような結果を出すことができません。このままの売上ではどうしようも無い……。焦る気持ちばかりが先走る私でした。

そんなとき、「目標は紙に書いていつも目の届くところに貼っておくこと！　しかもすでに達成したかのように過去形で書くこと！」と尾﨑さんが話していたことを思い出し、会社の中でみんながいつも目に入るところに、『今年の12月売上4000万円達成おめでとう！　みんなでグアムに行った！』と書いた紙を貼り付けたのです。

このときは、私自身もそんな数字を達成するとは思いません。でも、「達成すれば面白いやろな」とわくわくする気持ちでいっぱいでした。最初は、社員全員がこの宣言を一笑し、相手にしてくれませんでした。でも、根拠は後からついてくるから大丈夫！　とそんな感じで7月が過ぎ、8月が過ぎ、9月が過ぎたあるとき、大きな仕事が入ってきたのです。そして社員が一丸となってその仕事に取り組み、11月の売上げは3500万円に。そして12月の売上計算をしたら、なんとイメージをはるかに超えて4800万円以上を達成したのです！

6月から半年間でなんと4倍です。この売上に、社員みんなはびっくりです。私が会社に貼り付けた目標シートを指差すと、みんながまたびっくりです。そして社員旅行でグアムに行くこともできました。紙に書いてイメージし、それを楽しんでるだけ。そんな半年間でした。

3つ目は、会社立ち上げです。

ちょうどもう一社立ち上げたいと考えていたとき、中学校の卒業以来、疎遠になっていた幼なじみとの出逢いがありました。彼はかつて、部下を300人ほど束ねていたスーパー・サラリーマンでした。そんな彼が脱サラをして、父親の仕事を継ぐために、私の会社のすぐそばで修業を積んでいるということでした。彼に出逢い、「この人が新しい会社に来てくれたら100人力やのになあと」と思いつつ、その後も何度かお会いしては、「一緒に仕事ができたらいいのに」とそれとなく言ったりと、いつもイメージはしていたのです。

また、新しい会社の事務員も探していました。そのとき、お付き合いのある会社の、ある一人の事務員の方が頭に浮かんできたのです。そこで、その会社の責任者に電話を入れ、事務員のDさんをほしい、と伝えたのです。するとその責任者の方は大激怒。今まであんなに仲良く付き合いしてもらっていたのに、こちらもびっくりするぐらいの怒りようでした。

しかし、イメージしたことは確実に、現実に起こったのです。二つ目の会社を立ち上げる準備に日々追われていたとき、事務員Dさんの上司から私に電話が入り、なんと「Dさんを雇ってもらえないですか」と言ってきたのです！　私の胸はもううれしさと驚きで一杯で、もちろん即決です！　さらに、そのうれしい電話から1時間も経たないうちに　幼なじみのスーパー・サラリーマンからメールが来て、「一緒に仕事がしたいので雇ってもらえないですか？」と。「え？」もう空いた口がふさがりません。鳥肌が立って、驚きと嬉しさでいっぱいです！　まったく私のイメージ通り、しかも同じ日の、わずか1時間の時差で現実化したんです！　もう怖いくらいの好結果です。

４つ目は、尾崎さんの理論セミナーの帰りに信号無視をしてしまったときのこと。信号無視を目撃した警察がバイクで追いかけてきたのです。私はその瞬間、尾崎さんスクールでの話を思い出し、大きな声で「ついてるわー！」と車の中で大声で叫びました。そのあと、警察に止められ免許証を出そうとしたとき、「もーええわ、行って」と言い残し、その警察は行ってしまったのです。尾崎さんに言わせれば、「理由は後からついてくる」ということですが、本当に不思議な出来事です。

今では人と話す機会があれば、できる限りこんな自分の体験を人に伝えるようにしています。そして世の中は自分次第、一度経験すると楽勝、そんな感覚です。

現在も、イメージしたことが次々と現実になりつつあります。話のネタは日々、次々と出てきています。本当に不思議です。今では月に一回、尾崎さんのセミナーに参加するのが楽しみになりました。尾崎さんにはいつも感謝しています。これからもよろしくお願いいたします。

Column

スポーツ・イメージトレーニング

大手銀行ハンドボールチーム

大手銀行ハンドボールチームの武津監督と出逢ったのは今から4年ほど前でした。私の1回だけの理論セミナーに参加されたあと、顧問契約を依頼されたのですが、当時スケジュールが半年待ちの状態でした。当時は睡眠時間も2～3時間で、1ヶ月に1500名以上もスクールに参加していただいていたころで、お断りするしかありませんでした。それでも夜中でもいいからという武津監督の熱い思いに根負けし（笑）、イメージトレーニングをスタートしたのです。やはり思いの強さは人の心を動かすものです。

何とかしてさし上げたいと思いました。武津監督はとても愛のある方で、選手全員を受け入れている方でした。お話をうかがうと、いつも日本一になっているチームに1回でもいいから勝ちたいということでした。目標は明確です。選手全員の思いは、そのチームに勝ちたい、ただそれだけだったのです。

ただこれが思わぬ（？）展開になり、結果としてイメージ通りになっていくことに。

イメージトレーニング中、選手たちは目標のチームに勝っているところをありありとイメージしていきます。しかし、選手たちがイメージしていたのは、〝目標のチームに勝つこと〟まででした。

イメージを最後まで続けているのは武津監督だけでした。試合に勝って選手から胴上げをしてもらうイメージのところでは、武津監督は涙をながして喜ばれていたのです。

とうとう試合本番の日がやってきました。私はドキドキしながら試合結果の報告が来るのを待ちました。

そして、ついに連絡が来ました。

「尾崎先生、ありがとうございます！　いつも日本一になる目標のチームにらくらくと大差で勝ったんです！」

武津監督からの喜びの声でした。私はてっきり優勝したものだとばかり、「日本一優勝おめでとう！」と言うと、「いや、実は3位だったんです」と武津監督。

そのとき、「もしや？」と思いました。まさにみんなのイメージ通りだったのです。選手はみんな、目標のチームに勝つことだけをイメージし、優勝することはイメージしていなかったのです。でも武津監督は、「尾崎先生いいんです！　3位だったけど、みんなが胴上げしてくれてね。うれしかったです」

一瞬笑いそうになりました。武津監督のイメージもその通りになり、願いは叶ったのです。

この日以来、結果までイメージできるように指導していきました。潜在意識は日本一のチームに勝つことが最終結果だと認識し、優勝まではインプットされていなかったのです。

とにかく、優勝させてあげられなかったことは残念ですが、それでも目標のチームに勝って3位とは大したものです。おめでとう！

Column

スクール受講生からのメッセージ

株式会社ブレインワークス　高橋武男様

私はこの本の編集者です。

普通、編集者が著者の原稿にコメントすることはありません。しかしこの本で何度もふれられているように、実は〟普通〟の基準なんてものはないのです。編集者は著者の本にコメントしないなんて常識、誰が決めたのでしょう？　尾崎さんにそう言われたとき、「そういえばそうかも」と妙に納得してしまいました。

私はこの本の編集に携わる上で、尾崎さんのことを少しでも理解する意味も込めて、7回コースのスクールに参加させていただきました。私は以前から、念ずれば叶うということ、イメージの力、人との出逢いは偶然ではないことなど、漠然とではありますが、うすうす感じてはいました。しかしスクールの回を重ねるごとに、そんなあいまいな私の知識は確信へと変わり、今後人生を歩んでいく上での考え方の指針を得ることができたのです。

またあるとき、イメージトレーニングを行うために、自分の夢や目標を紙に書き出す「人生脚本」という練習がありました。夢を実現させた自分の姿をありありとイメージし、においや音、手触りなど、そのときに感じたことなど、五感をフルに使って紙に書き出すのです。大切なことは、その夢をイメージしたとき、心がわくわくと高ぶってくるかどうか。私は漠然とこんなのはどうかなと目標を書き出しているうちに、なんと忘れかけていた情熱に再び火をつけることができたのです。もう考えるだけでわくわくしてくるのです。その目標とは、もう引退して8年になる陸上競技への思いでした。以下、私が実際に書きなぐった目標をそのまま転載します。尾崎さんにも絶賛されました。

『高橋版　人生脚本』

私は、人との出逢いに感謝して、心豊かに生きている、愛に満ち溢れた人間です。
私は毎日イメトレをし、毎日わくわく仕事して、仕事が楽しくて仕方がなくて、
家に帰れば奥さん、子どもの笑顔があふれ、

早い話が周りの人を楽しくするための行動をしています。

そして早々と思った以上に簡単に平成20年8月までに、

陸上競技の日本選手権の三段跳びで3位に入賞しました。やったーーー！

続けてきてほんとによかった。尾崎さん、私をサポートしてくれてありがとう。

私は今、国立競技場の三段跳びのピットに立っています。真夏の日差しが肌に照りつけ、額からは汗が流れてきます。汗のしょっぱさを口に感じながらも、意識は研ぎ澄まされて、目の前の三段跳びの助走路を、意欲に満ち溢れた前向きな気持ちで見つめています。

360度、見渡す限り観客に埋め尽くされた競技場。会場からはどよめきや手拍子など、大観衆がいるあの独特のざわついた音が聞こえてきます。しかしそれがまた、助走路に立つ自分の気持ちを奮い立たせるのです。

そうです、私は今から日本選手権の三段跳びの決勝、第1本目の跳躍に移ろうとしているのです。ふとスタンドの片隅に座る自分の奥さんや両親の姿が目に入ります。一心に私の方を見つめています。

会場アナウンスで、「三段跳び決勝、第2跳躍者、高橋選手、第1回目の跳躍が始まります。皆さんご注目ください」と流れるのを、興奮しながらも冷静な意識の中、しっかりと聞いています。8年もブランクがありながら日本選手権に出ると言い出した自分に周りからは無謀だと言われ、それでも練習を積んでようやくここまで来た感動と喜びにほんの一瞬浸ったあと、最高のジャンプをイメージするために目を閉じました。

――心地よい追い風に乗ってぐいぐいと身体を前に押し出すように助走をスタート。そして最適な重心移動でスムーズに加速に乗り、ギアがトップに入ります。力強く、そして軽やかにスピードを増す最高の助走から、白い踏み切り板に利き足である左足がぴったりとあいました。ベストの踏み切りで空中に跳び出したあと、滑らかな空中動作を経てステップの動作に入ります。充分に腰が乗ったステップで、バネのように再度空中へと跳び出したあと、ラストのジャンプの動作に入ります。ジャンプも充分に腰が入り、またまたバネのように気持ちよくジャンプ、自分でも会心の跳躍に気持ちがわくわくと高ぶってきました。着地地点を見ると自己最高記録の数字が見えました。ベストを更新する大ジャンプ――

最高の跳躍のイメージが頭に焼きつきました。そんなイメージを一度行うことで心の高ぶりが沸点を超え、一方で冷静に自分を見つめるもう一人の自分もいる、競技を行う上での最高の精神状態を迎えました。そんな精神状態に入った自分は、もう成功のイメージは完璧で前向きで、どこまでも意欲的な気持ちを感じています。

さあ、心地よい追い風が吹いてきました。さあ、跳躍開始です！　ここからはもうリラックスして集中し先ほど心に焼きつけた会心のジャンプのイメージに沿って、跳躍するだけです。そして気がつくと、砂場に着地していました。会場からは「ウォー」というどよめきと拍手のあらし。着地地点の距離計を見てみると、なんと16メートルを越えています！ もう感極まってスタンドに向かってこぶしを突き上げ、「よっしゃ！」と大声で叫んでしまいました。16メートルを超えると3位入賞も狙えます。そして結果、見事日本選手権で3位に入賞することができたのです！

この目標を書きながら、また書いたあとにイメージしながら、心がわくわくして仕方がないのです。もう自分は陸上競技を再開するしかないと思いました。

私は10年間の陸上競技生活の中、最後の1年間だけ、三段跳び選手として集中して練習しました。それまでは走り幅跳びの選手だったのです。1年間集中して三段跳びに打ち込んだ結果、出した記録は、日本選手権8位には十分に入る記録でした。しかしこれから記録がさらに伸びるというとき、大学の卒業を迎え、悩みましたが陸上競技に見切りをつけることにしたのです。そんな当時の気持ちが、イメージトレーニングをすることで鮮やかによみがえってきたのです。最初、自分のベスト記録も踏まえて目標を日本選手権8位入賞にしていました。でも、自分の中でイメージしていくなか、3位に相当する16メートル越えのジャンプが出てしまったのです。それなら3位入賞だ！ と、目標をチェンジしました（笑）。わくわくとイメージしながら書いたので、五感を使った躍動感あふれる内容になっていると思います。これを読んだ尾﨑さんが、やっぱり高橋君は編集者や！　これ、ぜひ本に書いてよ、人生脚本の例として、と強くお願いされたのです。

これは一つの例ではありますが、わくわくと心躍る夢を書き、イメージすることで、その夢は必ず叶います。いずれ私のこの人生脚本も、実現するときがきます。まあ、見ていてください（笑）。

Column

高校受験合格のイメージトレーニング

山本ちひろさん

彼女は当社のスクールを卒業し、高校受験のイメージトレーニングをされていました。年末の志望校判定では、受かる確立50％だったそうです。塾の先生には、一つレベルを下げるか、得意な5教科受験に切り替えた方がいいと言われたそうです。でも彼女は、イメージトレーニングを行って、志望の高校を受験することにしたのです。目標を紙に書き、毎日毎日読んでイメージしたそうです（もちろん、勉強をした上でのことです、笑）。

お母様に聞いたのですが、とくに英語の試験のときはいつも時間配分ができずに、最後まで問題を解くことができなかったそうです。彼女も時間が気になるものだから、余計に集中力を欠いていたのだと思います。

それが試験当日、不思議なことが起こったのです。

試験会場に入って自分の腕時計を見てみると、なんと6時半で時計が止まっていたそうなのです。何回も振ったり動かしたりしたそうですが、時計は止まったまま。周りの人に予備の時計を持っているのかを尋ねても、誰も持っていなかったそうです。さらに試験会場には時計がありません。

しかし、ここで彼女のイメトレの成果が発揮されました。私のスクールで学んだ通り、〝どんな状況でもプラスに考える〟という思考を取り戻したのです。そして彼女は試験に臨みました。すると、不思議なことに今まで最後まで問題を解くことができなかった英語の試験も、集中してリラックスすることで、初めて時間内に終えることができたというのです。おそらく、時計が止まったことで、時間を意識する必要がなくなり、試験に集中することができたのだと思います。時計なんて、めったに止まるものではありません。これも偶然ではなく、ちひろちゃんのイメージの力が味方してくれたのかもしれません。

試験は見事合格。発表の日、高校に行って受験番号を見つけた瞬間、お母様と一緒に涙を流して喜び合ったとのことでした。

Column

名刺でお箸を切る子どもたち

当社では、お箸をバナナのようにやわらかくなるとイメージをして、そのお箸を名刺で切るというイメージトレーニングを行っています。名刺には、研ぎ澄まされたよく切れる刃が付いているとイメージするのです。

授業では、お箸を何本まで続けて切れるか挑戦するときがあるのですが、なんと700本も続けて切った生徒さんもいます。

小学生のクラスでは、ティッシュやサランラップでお箸を切る子も出てきました。小学生1年生の男の子は、なんと9本まとめて切った子もいます。すばらしいイマジネーションです。

お箸を切るのはイメージの力を実感する意味。この本を読まれている方も、名刺やティッシュでまさかお箸が切れるわけがないと思われている方もいらっしゃると思います。でも、切れるんです。とくに子どもにとって、できないと思い込んでいたことが自分でもできるようになることで、大きな自信につながります。そしてその自信は能力を目覚めさせ、サッカーの選手に選ばれたり、クラブの大会で優勝したり、急激に成績が伸びたりと大きな成果に

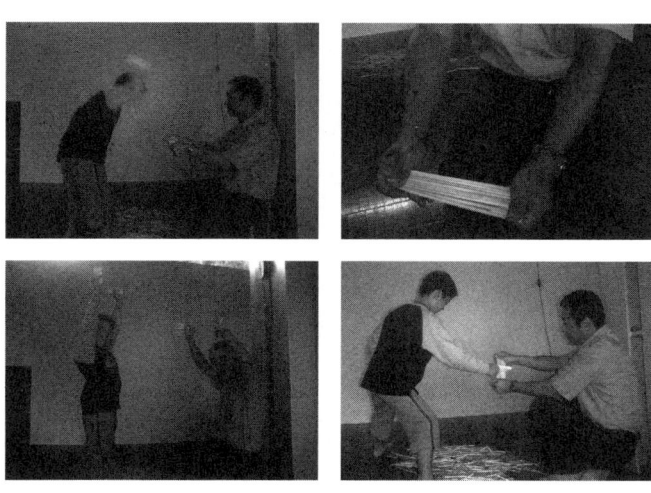

名刺でお箸を切る子ども

つながるのです。

想像力には、これほどにもすごい力があるのです。そんなすばらしいイメージの力を利用すれば、富も、健康も、平和も幸せも、ほしいものは何でも手に入れることは可能です。事実、私のスクールの卒業生でお箸が切れなかった人は一人もいません。70歳くらいのおばあさんで腕が上がらない人もいましたが、それでも切れました。想像力にはすごい力が眠っているのです。あなたも、利用しない手はないですね。

チャクラとオーラ

人間には生命力を宇宙から取り込んでい

るエネルギーセンターというものがあります。古代からこのセンターのことを多くの国の人たちが異なる呼び方で表現してきました。

古代インドの文化では、そのセンターをサンスクリット語でチャクラと呼んでいて、現在はこの言葉が世界中で使われています。チャクラは身体の中に7ヶ所あるといわれ、しばしば車輪や円板として描かれています。

古代から神秘家たちは、チャクラと人間の心や精神、肉体の状態とは相関するものであることを理解していました。これらのチャクラは物質次元の器官ではないので、解剖によって存在を確認できるものではありません。しかし近年、何人かの科学者によって科学的にもチャクラの存在が確認されてきているのです。

まず、日本の本山博博士が開発したＡＭＩという機械によって、電磁気的に捉えられました。その後、カリフォルニア大学で身体運動力学部長であったヴァレリー・ハント博士が、非常に高周波まで計れる特殊な筋電計を使って、チャクラというものが電磁気的に存在すること、さらに物質的な人の場の周波数は２５０ヘルツで、近辺の低い領域の傾向があり、神格的人格の場は９００ヘルツ以上であるなど、心や人格や才能とチャクラの色や周波数が相関していることを見出したのです。

その後、元ＮＡＳＡの女性化学者で現在ＢＢＨＳ（バーバラ・ブレナン・スクール・オブ・ヒーリング）の校長であるバーバラ・ブレナン博士によって膨大な臨床的研究が行われ、心身の健康、人間関係、環境、音、色彩、光とのエネルギー的相互作用、また心身のヒーリング効果（間違った信念やネガティブな感情の浄化）が人間に与える影響がさらに精密に解明されました。

主要なチャクラは背骨に沿って7つあります。それぞれ背骨から2・5センチほど浮いたところにあり、その大きさは約7センチ。

オーラというものは1911年、イギリスの内科医のウイリアム・キルナーによって発見されました。その後、1900年代中ごろから旧ソ連全域の大学や研究所により、キルリアン写真を用いて人体の周りに放射しているエネルギーを観測しました。それは将来的に発現する可能性のある未病状態までもが、かなりの正確さで予測することが明らかになりました。

また、ピーターマンデルは長年医者のカルテとオーラ写真を比較することで、両手両足の各指から放射されているエネルギーの強弱などの相関関係を明確にしました。

このエネルギーのバランス調整により、間違った信念、古い感情を浄化することができるのです。これこそが癒しのメカニズムです。

それぞれのチャクラから取り入れられたエネルギーは、主要な神経細胞の近くにある内分泌線につながっています。このチャクラが閉じすぎたり、開きすぎたりとバランスがくずれると、関係している内臓関係にエネルギーが行き渡りにくくなり、病気になったり、ビジネ

	色	場所	関係性	内分秘線	肉体部位
第１チャクラ	赤	背骨最下部	生命力と関係	副腎	肝臓、大腸、脊柱
第２チャクラ	橙	へその下	創造、感情と関係	性腺	脾臓、生殖器、免疫系
第３チャクラ	黄	膵臓	知性、個性と関係	膵臓	胃、胆嚢、肝臓、神経系
第４チャクラ	緑	心臓	愛、一体感と関係	胸腺	心臓、脊髄、血液、循環系
第５チャクラ	青	喉	表現、コミュニケーション	喉、甲状腺	肺、気管支、発声器官
第６チャクラ	藍	眉と眉の間	透視、直感	脳下垂体	左目、脳下部、下垂体、耳鼻
第７チャクラ	紫	頭上	知恵、超意識、神聖	松果体	脳上部、右目

スやスポーツで苦労することもでてきます。

第1、第2、第3チャクラは肉体、第4チャクラは心、第5、第6、第7チャクラは精神とつながっています。

第1チャクラは生命力と関係します。このチャクラが機能していると、物質的現実の基盤がしっかりとできて、どんなこともやり遂げることができます。このチャクラのバランスを崩すと、現実の世界において活躍できません。無気力になり最後までやり切ることができなくなります。地に足がついていないからです。

第2チャクラの感覚は、感情や愛とつながっています。チャレンジ精神もこのセンターです。性的エネルギーの量と関係しています。閉じてしまうと精力は弱まり、淡白になり、肉体的にも心理的にも活力が得られなくなります。

第3チャクラ（太陽神経叢）の機能は、個性の表現であり感情面と関係があり、思考や知性とつながっています。調和がとれていると深く満たされますが、閉じていると、自分の感情をブロックし、何も感じなくなります。いつも不安になり、他人からの承認にすがるようになります。また他人や世間の目ばかり気にするようなる上、明晰な判断ができなくなります。

第4チャクラ（心）は、私たちが愛を感じる場所です。他人に対しての愛や生命の寛大さです。このチャクラが開かれれば自分自身、家族、友人、ペットや、この地球上の生物を愛し、すべてを受け入れる器が広がり大きな心になるでしょう。バランスが崩れると拒絶を恐れたり、見返りを期待したり、人に対して執着したりするようになります。ストーカーの人はこのセンターが開きすぎているのだとわかります。バランスが整うと自分も他人も愛せるようになります。

第5チャクラの前（喉）は、閉じていると、自分が生きていく中で足りないものを他人のせいにするでしょう。このチャクラは自分の方にやってくるすべてのものを受け入れることに反応します。バランスが崩れたとき、自分を信頼することを学ぶと、もう一度このチャクラは開くでしょう。閉じていると恐れから言いたいことが言えなかったり、言い過ぎたりします。開くと正直なコミュニケーションをとることができ、自分が望むものを引き寄せるでしょう。

首の後ろのチャクラは、自分の仕事に成功し、自分らしく満足していれば通常は開いています。

第6チャクラの前（前頭部）は視覚化し、イメージ力、直感力、第六感、理解する能力、予知能力、洞察力です。世界が自分に対してどういう反応をしがちかという自己イメージ、信念です。このチャクラが開いていれば自分のヴィジョンを実現することができるでしょう。

第7チャクラは精神のチャクラであり、人間の精神的、肉体的、感情的な全人格と人生の統合に関連しています。高次元エネルギーとつながっていたりします。このチャクラが開いていると平和や信頼を創りだします。閉じているとまわりの人がスピリチュアルな話をしていてもまったく理解できないでしょう。うつ病や慢性疲労はこのバランスが崩れているのだとわかります。バランスが整うと偉業を成し遂げ、内面的にもやすらかになるでしょう。最近ではJリーガー、プロ野球選手、オリンピック選手などトップアスリートの人たちもこのチャクラ活性に力を入れ、バランスを整えて活躍しています。

昔はなかなか伝わりにくい分野でしたが、潜在能力開発には欠かせられない分野です。一般の方にはまだまだ認知度は低いのですが、当社のスクールに参加されているスポーツ関係者や医学博士の方はこの分野の大切さをよくご存知で、この授業のあとが一番感動されます。

当社のオーラ測定器は、ガイ・コキンズ氏が発明したオーラビジョンカメラの最新型を使っています。写真だけではなく、このチャクラの歪みを画面上で見ることができます。もう1000人以上もの生徒さんで研究をさせていただきました。まずその人の職業とオーラが関係していることもわかりました。そして、日本人は特に第2チャクラ、第3チャクラのバランスが崩れている方がとても多いことが研究の結果わかりました。

何とかこのバランスを整えるものがないかと、今年は思いきってイギリスのドクターが使っている波動測定器を購入しました。おかげでこのチャクラのバランスを機械でも整えられるようにもなったのです。

2007年の1月に、オーラジャパンの代表取締役・佐々木美智代先生の本「驚異のオーラビジョンカメラ」(たま出版)に私のオーラ写真が掲載されました。私のオーラは右から始まって赤、オレンジ、黄色、グリーン、ブルー、藍色、紫と見事にチャクラの配列通りで、本には「いまだかつてここまでできる人は彼女しかいない」と書かれていましたので、佐々木先生のところでもまだ、レインボーカラーのオーラの人はいなかったのでしょう。

私はオーラの色さえもイメージの力を使っているのです。

死という意味

人生では、誰でも必ず死と向き合うときがきます。

私の場合は、兄弟3人が亡くなりました。最後の弟が亡くなったときの両親の泣き顔が今でも忘れられません。今は妹と二人姉妹です。

また、私にとって、兄弟と同じくらい、忘れられない経験があります。後輩でもあり、一番の親友の死でした。この経験が、今の私の生き方をさらに大きく変えることになったのです。

2つ年下のエミは看護婦で、私と一番価値観が似ていました。ゴルフに行ったり、飲みに行ったりとよく遊びました。私の人生で一番心を開いた親友だったかもしれません。

ある日、彼女から電話がありました。

「さとみさん！　今入院してるねん。スリッパ買ってきてくれへん?」

彼女からの突然の電話に本当にびっくりしました。病院にすぐに飛んで行きました。そして、そのときに初めて彼女の病気のことを聞いたのです。彼女は重度の喘息でした。

「もし今度倒れたら、私はもう死ぬねん。私看護婦やから。自分の病気のことはよくわかるねん。本当はもう仕事も辞めるように言われてるねんけどね」

彼女は笑ってそう言います。

このあとも彼女は何度か倒れましたが、その度に元気にしていたので、まさか喘息で死ぬなんてことはないと思っていました。なぜなら彼女はいつも笑っていたから。

ある日、彼女が家を買ったので遊びに行きました。30代で家を買うということは、彼女はもう結婚しないということがわかりました。彼女は、「命も短いし、子どももできないからね」と相変わらず笑って言います。このときに初めて、彼女は本気で死と向き合っていると感じたのです。小さなことで怒ったり、落ち込んだりする人も多いのに、彼女は死と向き合いながら笑っている。容姿もとてもきれいな子でしたが、心も本当に美しい子でした。

彼女が家を買ったちょうどそのころに、あの阪神大震災が起きたのです。彼女の新築の家も被害に遭いました。看護婦だった彼女はそんな中、自分の家も捨て、自分の働く病院まで、何キロも続く瓦礫の中を歩いていったのです。自分も病気なのに、多くの人の命を優先して……。彼女はドクターストップがかかっているのにも関わらず、一生懸命働きました。その様子がテレビでも放送されていました。

それから数ヵ月後だったでしょうか。弟さんから電話があったのです。一瞬心臓が止まりました。そして「エミが亡くなったんだ……」とすぐにわかりました。

私も覚悟はしていましたが、電話を切った後に泣き崩れました。あの大震災でも大丈夫だったのに……。

お葬式のとき、彼女がいかに患者さんから愛されていたのかがわかりました。足に包帯を巻いて杖をついている人たちなど、本当に多くの患者さんが来られていたのです。遺影の写真は、エミらしく笑っていました。

自分の命を犠牲にしてでも人の命を助けた親友。私は誇りに思います。看護婦としての使命をまっとうしたのです。彼女はきっと、後悔していないでしょう。そしてそのときに思ったのです。人生いかに長く生きるかではなく、いかに使命をまっとうするかの方が大切なのだと。彼女から多くのことを学びました。どんなことがあってもいつも笑っていよう。前向きに生きていこう。自分の使命をまっとうしよう。辛いときこそ笑ってみよう。

私が今、どんなことがあっても笑顔でいられるのは、そんなエミのおかげです。

イメージトレーニングの呼吸法

一般の呼吸の場合、無意識呼吸で500㏄くらいしか肺の中の空気は入れ替わらないといわれています。一方、意識して深い呼吸をすることで、2500㏄もの空気の入れ替えができるといわれています。

イメージトレーニングをする場合、呼吸法はかかせません。スクールでは、初級コースでは以下の呼吸法を指導しています。

鼻から息を吸って5秒間止めます。そして、口からゆっくりと吐いていきます。そのとき、へその下に空気を落とします。横柄膜を上下することで、臓器が正常に働き始めます。そのほかにも数多くの呼吸法がありますが、読者の皆さんは、まずはこの呼吸法を、イメージトレーニング用として実践してみてください。

〈1‐4‐2呼吸〉

鼻から1秒で息を吸って、4秒止めて、2秒で鼻から吐く方法です。当社のスクールの上級レベルの人には、4‐16‐8の呼吸を教えています。とても深い呼吸法です。

〈リバーシングブリージング〉

口から息を吸って口からゆっくりと吐き出します。ゆっくりとしたリラックスできる呼吸法です。

〈直観力をつける呼吸法〉

小指で左鼻を押さえ、右鼻から息を吸います。そして口から吐きます。今度は親指で右鼻を押さえ、左鼻から息を吸ったあと、小指で左鼻を押さえて、右鼻から吐きます。直感が冴え渡る呼吸法です。

〈過去吸ブリージング〉

大きく激しく、深い呼吸法です。血液中の酸素と二酸化炭素の量を変化させる方法で、瞑想を深くする際に効果的な呼吸法です。

〈イメージトレーニングの準備〉


1…リラックスできる場所で、蛍光灯は消しましょう。

2…できる限り、毎日同じ場所、同じ時間に行うことで効果が上がります。

3…椅子に腰掛けるか、ベットまたは長椅子に横たわりましょう。

4…目を閉じます。

5…両手を自然に広げて横に置きましょう（手や足は組まないでください）。

6…では準備体操。以下の要領で順番に力を抜いていきましょう。

目にぎゅーっと力を入れて、すーっと力を抜いていきます。「イ」を発するように歯を食いしばり、すーっと力を抜いていきます。肩を上に上げて、後ろに力を入れて引き絞ったあと、すーっと力を抜いていきます。手にぐっと力を込めて、すーっと抜いていきます。お腹にぐっと力を入れて、さらに足を伸ばして力を入れて、すーっと抜いていきます。それを3回繰り返してください。

7…**鼻から息を吸って5秒間止めます。そのあと口からゆっくりと吐いていきます。**

8…そして、自分の理想のイメージをしっかりとして思い描いてください（コラム：スクール受講生からのメッセージ「株式会社ブレインワークス　高橋武男様」の人生脚本を参照）。必ず方法ではなく、結果をイメージすることが大切です。想像（夢をイメージ）して、創造（実現した未来を創る）するのです。

第6章

出逢いは必然

まだ天職にめぐり逢っていないあなたへ

天職に出逢えた人たち

この本の出版が決まってから、7月だけでもさまざまな人との出逢いがありました。まるでそれらを本に書くようにと教えられているようでした。本を執筆する中、自分の人生と改めて向き合うことができました。そして私の人生は、まさに人との出逢いによって救われ、励まされ、新たな方向に導かれてきたんだなと気づいたのです。だからこそ、この7月の出逢いを書いておきたいのです。人は出逢いによって気づき、学び、新たな人生の指針が与えられている……。私の経験から、少しでもそのことに気づいていただけたらなと思います。

2007年7月4日の出逢い――

私のスクールでは「ボディ・マインド・スピリチュアル」すべてのバランスを整えるためにさまざまなことを教えています。たとえば足助体操を教えたり、デューク更家さんのお弟子さんに来ていただいてウオーキングを教えたり、肉体的にも健康になるよう運動指導もしています。

2007年7月4日は、当スクールにとって記念すべき日でした。その日、足助体操の創始者、足助次朗先生（故人）の令夫人で後継者でもある足助照子先生が、直々に指導するため私のスクールに来ていただいたのです。

足助照子先生はとても80歳には見えない若々しさと、優しさに包まれた品のある方でした。足が頭につくほど身体はやわらかく、生徒さん全員がびっくりしていました。

先生の隣に座らせていただいた瞬間でした。それはもう優しくて、きれいなエネルギーを感じたのです。創始者の足助次朗先生は手当療法の第1人者。お亡くなりになられるまでに多くの方の病気を治され、その道では有名な方でした。一人ひとりを大切にされ、TV出演もすべて断られていたので、一般的にはご存知ない方も多いのですが、本はたくさん出版されています。

足助照子先生は20代のときに大病を患い、医者からあと2週間の命だと宣言されたそうです。薬害だったため、最初は医者に対して怒りがこみ上げてきたそうですが、このまま憎んで死んだのでは浮かばれないと思ったとき、すべての病気の原因は自分が創ったのだと気づかれたそうです。そしてすべてを許し、すべてに対して感謝する心を持てたとき、足助次朗先生と運命的に出逢われたのです。

そして足助次郎先生からヒーリングを受け、足助体操を続けることで、あれほどの重い病気がいつしか治っていったというのです。

その後、足助次朗先生とご結婚。現在80歳まで元気に人生を歩んでこられたのです。足助照子先生は、足助体操でご自身の病気が完治したとき、病気の人を治すのが自分の「天職」だと感じ、現在に至るまで体操を教えてきたとのことでした。足助照子先生は出逢いによってご自身が助かり、今度は経験によって得たもので人を助けようと、人生をかけて生きてこられたのです。足助照子先生との出逢いは、私にとって多くの学びとなりました。

2007年7月5日の出逢い――

遺伝子科学の村上和雄名誉教授の講演会と夕食会に行く途中、大阪の喫茶店でマネージャーと待ち合わせをしていたときでした。10年程前に私が主催したスクールに参加されていた、某ホテルの社長後継者の方と8年ぶりに再会したのです。

「Oさん??」

「イヤー尾崎さん!!?」

「こんなところで会うなんて!! びっくり! どうしているの?? 8年ぶりくら

い？？」

もう二人とも大興奮です！　懐かしさとうれしさで話がはずみました。

「実は尾崎さんのスクールに参加したときは、すでに父の会社は倒産していたんです。もう大変な時期でした。でもなかなか言えなくってね。当時はなぜこんなことになったのかと父をせめてばかりでした……。今はその経験を活かして、後継者を支援する会社を立ち上げたんです」とＯさん。彼は今、後継者向けの経営者セミナーや、講演活動もされているとのこと。Ｏさんもまた、彼だからこそできる仕事、まさに「天職」を見つけられたのです。

彼との会話で非常に印象深い話がありました。

「経営者セミナーを開いているんですが、スピリチュアルな内容は言わないようにしているんです。もう完全な成功哲学の経営者支援ですよ」とＯさん。

しかし私はこう考えます。世の中、精神的な心の話と物質的な成功は切っても切れない関係です。私のスクールでは、心や精神の話、物質的な話、両方とも教えています。どちらか一方が欠けてはいけないし、偏ってもいけない。大切なことは、〝両方とも受け入れて信じる〟ことだと思うのです。

私が何気なくそう言うと、Ｏさんが急に目を丸くしてテンション高く話し始めたました。

「実は最近ある教授にお会いしたときにも同じ話を聞いたんです！　スピリチュアルなセミナーをする人は目に見えないものばかりを説いて、目に見えるものは否定する人が多い。

反対に成功哲学セミナーをしている人は、目に見えないものは否定している人が多い。実は成功している人は、どちらも受け入れている人なんですよね。両方とも受け入れて意識を広げると、そこにピラミッドができる。その中心になることだと教えられたんです。でもほとんどの人がどちらかに偏っている。実はこういう人が日本にはあまりいないと聞かされたところだったんです」

私もびっくりしました。実はこの本を書くにあたり、ビジネス書という前提の中で、精神的な心の話か物質的な成功哲学か、どちらを書こうかと迷っていたからです。この原稿を書いているとき、ふとこんなことも頭をよぎりました。船井幸雄さんの本は確かビジネス書のコーナーだったかしら？　それとも精神世界のコーナーだったかしら？　では、私の本はどちらのコーナーに置かれるのだろうと（笑）。

実はOさんと出逢うまでの1ヶ月間、筆が止まっていたのです。彼との出逢いに心から感謝しました。「素直に心を開いて自分の経験すべてを書いてみよう。物質的にも精神的にも豊かな人生を送るため、いろいろ苦戦しながらも自分なりに気づいたことを書いてみよう」と。Oさんのおかげでようやく心がすっきりしました。彼との出逢いにより、私はひとつ迷いを吹っ切ることができたのです。

Oさんと別れたあと、村上和雄名誉教授の講演会と夕食会に行きました。村上和雄名誉教授の本はほとんど読んでいるので内容は知っていました。ただひとつ、びっくりしたことがあります。教授ともなれば、難しい口調で淡々と話をされるものだとばかり思っていたのですが、実際には本の印象とまったく違いました。笑い話がいっぱいで、とっても楽しかったのです。もう面白くってずっと笑ってばかりでした。

私のスクールも生徒さんから「お笑いセミナー」と言われ、私自身も「お笑いトレーナー」として売り出そうかなと半ば真剣に思っていたりするのですが（笑）、71歳の教授がここまで笑いをとっているのを見てしまっては、ちょっと黙ってはいられないですね。私ももっと笑いの勉強をせねば（笑）。

２００７年７月７日の出逢い――

３年程前に、アメリカのオーラ撮影機を購入し、生徒さんだけ特別に撮影していました。しかし２００７年１月に発売されたオーラジャパンの佐々木美智代先生の本「オーラビジョンカメラの秘密」（たま出版）に、私のオーラを撮影した写真が掲載されたことで、一般の方から多くの依頼が入り始めたのです。これまではオーラというだけであやしく思う方も多かったので、一切オープンにはしていませんでした。でも最近テレビでも放送されるようになり、一般認知度も高まってきたようです。「ようやく理解され始めたかな」そう思った私は、オーラ撮影機を設置したショップを事務所の近くにオープンすることにしたのです。

ショップの名前は「ＨＯＰＩ」。ネイティブアメリカンのホピ族からとったのですが、ここでまた必然的な出逢いがあったのです。前述の足助照子先生がスクールに来ていただいたのは、ショップオープンの3日前。できあがった「ＨＯＰＩ」の看板をスクールの玄関に置いていたのですが、足助照子先生が看板を見られて「あら？　ホピ！！」とおっしゃるのです。

「先生ホピ族をご存知なのですか？」

とうかがうと「私、ホピの予言の映画を制作した宮田監督とホピの聖地に行ったことがあるのですよ」とおっしゃるではないですか！　もうただただ驚くばかりで、スクール終了後、ずっとホピの話で盛り上がりました。さらに、そのときの様子が本に掲載されているというのです。急いで本を買いに行きました。私はいつも何かするたび、出逢いが広がっていくのです。

「ＨＯＰＩ」では、オーラの撮影以外にアートキャンドルを販売しています。昨年、インディアンの聖地、芸術の町として知られ、アメリカで最も美しい町と言われる「セドナ」に行きました。そして、そこで売られていたアートキャンドルがとても気に入ったのです。

「ＨＯＰＩ」でそのキャンドルをぜひ販売したいと思い、セドナでお世話になった方に輸入交渉の仲介役になっていただいたのです。最初は、アメリカでさえ卸していないということで断られました。しかし元宣教師だったデレックさんが一生懸命に交渉してくださり、なんと日本独占販売ができるようになったのです。ビジネスにもならないようなことを、それはもう一生懸命に動いてくださったのです。

私はホピ族の村に行ったことがあり、もともとネイティブアメリカンの教えが大好きです。長年ホピジュエリーしか身に着けていないほどです。彼らは自然から学び、調和と感謝を大切にし、人間と動物の区別もありません。彼らは直感、第六感で動いているのです。今この瞬間すべきことを、潜在意識からメッセージを受け、自然の法則に従って生きているのです。

目に見えないものもあるということを、なんとか一般の人にも伝えていけたらいいなと思います。ホピとは「平和に満たされた人々」という意味です。神戸の街から平和な心や環境を広げていきたいという思いから、「ＨＯＰＩ」のオープン日を、波動が高い２００７年７月７日の「７７７」にスタートしたのです。この日は、スリーセブンのラッキーディ。数秘的にもいい日です。この日に結婚したカップルが多かったのも頷けますね。足助照子先生とホピ族の必然の出逢いも、きっとこの２００７年７月７日という日が私たちに運んできてくれたのでしょう。

ここで、私がとくに好きなインディアンの教えをご紹介します――

アメリカインディアンの教え　加藤締三著　（ニッポン放送出版）

批判ばかり受けて育った子は非難ばかりします
敵意にみちた中で育った子は誰とでも戦います
ひやかしを受けて育った子ははにかみ屋になります
ねたみを受けて育った子はいつも悪いことをしているような気持ちになります
心が寛大な人の中で育った子はがまん強くなります
はげましを受けて育った子は自信を持ちます
ほめられる中で育った子はいつも感謝することを知ります
公明正大な中で育った子は正義心を持ちます
思いやりの中で育った子は信仰心を持ちます
人に認めてもらえる中で育った子は自分を大事にします

2007年7月25日の出逢い――

2007年7月7日にショップ「HOPI」をオープンした数日後、70歳ぐらいの男性がショップに入ってこられました。スタッフから電話があったとき、ちょうど授業の休憩中だったので、すぐにショップに向かいました。

お話をうかがうと、なんと日本で初めて世界的高機能靴素材を開発し、ナイキやリーボックに製品を提供されている(株)フットテクノの藤田稔社長でした。藤田社長もホピ族のことをご存知だったのです。

お顔のつやも良く、お歳よりもずいぶんと若く見える藤田社長が、なぜオーラ写真やチャクラ、キャンドルのお店に来られたのかと不思議に思いました。社長はご近所に住まれていて、オーラ写真の店ができたとびっくりして来られたというのです。

スポーツ選手がある一定の距離を走ると、脳波がアルファー波になるといわれています。いわゆる「ランナーズハイ」の状態です。藤田社長は、脳波をすぐにこの状態にする方法はないかと、18年間も研究されたそうです。試行錯誤する中、ストレス学会の世界的権威であった九州大学医学部の故・池見酉二郎教授の助言で、チャクラに影響を与える香りを研究されたそうです。

藤田社長は8年に及ぶ研究、そして完成後10年かけて行なった啓蒙活動の成果が実り、香りを使ってチャクラに刺激を与え、脳活性を早める商品「サーキュ エッセンス」の開発に成功したのです。チャクラと聞くと何かあやしいものと勘違いする人もいます。藤田社長も大変苦労されたそうです。しかし藤田社長が開発した商品は、今では米国ストレス学会や国際スポーツ心理学会で絶賛されているのです。

この出逢いがきっかけで、神戸大学の村上晋一名誉教授とマンダライフ主宰の前田なつみさん、そして私とマネージャー島袋と4人で藤田稔社長の会社にうかがうことになりました。1人対4人では話しにくいと思われた藤田社長は、顧問の齋藤さんとご一緒だったのですが、齋藤さんと村上名誉教授は、小学校時代の同級生だったのです。なんと60年ぶりの再会です。またまたすごい出逢いです。この7月、何か不思議な縁がずっとつながっていきました。

社長室の後ろの棚にはイチローの自筆サインと写真が飾られていました。実は藤田社長は、イチローを育てたことで知られる滋賀大学スポーツ心理学教室の豊田名誉教授とも研究を重ねられており、藤田社長が開発した香り「サーキュ エッセンス」をオリンピック選手やプロ野球、Jリーグの有名選手が使い大きな成果を出してきたのです。「チャクラやオーラは科学的に立証されているにも関わらず、一般的な認知度はまだまだ低い。トップアスリートの方には伝わるのですが、一般の方にはどうも……」と藤田社長はおっしゃっていました。

私の授業でも4回目は東洋医学やチャクラ、オーラのことを教えています。最近ようやく受け入れられるようになりましたが、最初は確かにあやしい世界だったのでしょう（笑）。

誰もができなかったことにチャレンジし、ここまで成功させた藤田社長のお話に、強いパワーと熱さを感じました。右脳教育の七田チャイルドアカデミーの校長も、藤田社長が開発した〝香りのちから〟を絶賛し、教室で使用されているようです。また〝人間力〟を育てる能力開発マガジン『学研くるみの木』という有名雑誌でも、「サーキュエッセンス」の効果が大きく認められ、教育界やビジネス界にも一層注目をされ始めてきているのです。この出逢いがきっかけで、当社でも「サーキュエッセンス」を授業で使用し、販売させていただくことになったのです。

苦難はチャンスの始まり。それを乗り越えてこそ本物

2007年7月の出逢いを書いてきましたが、本当にいろんな方と出逢った一ヶ月でした。足助照子先生は肉体的な困難から立ち直ったことで、身体をあつかうお仕事を天職にされました。Oさんは後継者の困難から立ち直り、後継者を救うことを天職にされました。私

は心の病を自分で克服するために心を研究し、心をあつかうスクールを行うことが天職になりました。

デューク更家さんはお母様が歩けずに亡くなられたことがきっかけでウォーキングを始められたそうです。藤田社長もアスリートの方に貢献したいという熱い思いを胸に研究され、18年もかけてようやく医学界に認められました。

成功者の方にお話を聞くと、必ず過去に、天職を見つけるきっかけやヒントがあり、それを活かしてこられたのがわかります。辛い体験を乗り越え、あきらめずにやってきたことが、多くの人に喜びを与えているのです。

ピンチはチャンスです。ピンチを乗り越えたとき、その経験が多くの人の役に立つのです。

また、この7月に出逢った人たち、村上和雄名誉教授、足助照子先生、藤田稔社長、そしていつもお世話になっている村上晋一名誉教授。皆さん70歳、80歳とお歳に関わらず、とても熱いものを感じました。マネージャーの島袋に言ったのですが「70歳前後の方があんなに熱く生きていらっしゃるのを見たら、私たち若い者ももっと熱く生きなきゃね！　皆さん本当にすごすぎる……」と。

皆さんに共通しているのは、社会に貢献されているということと、一般社会ではまったく未知なものに対する探究心が旺盛だということです。

皆さんに比べたら私は45歳。まだまだ子供です。私も80歳になっても熱く生き、社会に貢献し、そしてかわいいおばあちゃんになりたいと思ったすてきな7月の出逢いでした。

もし、登校拒否を起こした子どもさんがいらっしゃったらきっとチャンスです。その経験を活かして社会に貢献できるでしょう。嫁、姑問題をクリアにされたのなら、そのお話をぜひとも多くの人に聞かせてあげてください。リストラに遭い、立ち直ったのならどうぞその経験を活かして社会に貢献してください。

もちろん天職はさまざまです。イチローのように、小さいころからの夢を実現させることで、夢は叶うということを多くの人に教えてくれた人もいます。

もしも今、何か苦しんでいることがあれば、それを乗り越えたとき、あなたもそれが天職になっているかも知れません。だから苦難は悪いことじゃない。それはきっとチャンスの始まりです。

天職とは、自分の好きなことで誰かの役に立ち、自分も周りの人にも喜びを与え、社会に貢献することだと思います。

自分にも喜びを与えるということも大切にしてください。日本人は自分を犠牲にして他人を喜ばせる人が多いのです。

エピローグ――◎未来の夢

このように私は、紙に書いてきたことは、ほとんど実現させてきました。さらに、この本を執筆するかなり以前から「45歳、本出版」と目標シートに書いていたのですが、実は私は、今年45歳なのです。また一つ目標達成です。

今年の2月、ブレインワークスの高橋さんが私のスクールに来てくれました。高橋さんは編集者という立場として、またひとりの生徒としてスクールに参加され、本当に感動していただいたようなのです。一週間後には、ブレインワークスの近藤社長がわざわざ事務所まで来てくださり、お話をさせていただいたのですが、お二人とも本当に良い方で、すぐに出版の話が決まったのです。

この本を書くきっかけを与えてくださった近藤社長は、ご自分が他社で本を出版されたときにかなり編集され、伝えたいことが伝わらなかったので、出版会社「カナリア書房」を関連会社としてスタートされたそうです。近藤社長は私にこうおっしゃられました。

「自由に書いてください。もし尾﨑さんが本を書くことで後悔されるのなら断ってください。もし喜びがあるのならどうぞ出版させてください」

この誠実な心遣いに感動し、今、夜な夜な徹夜しつつ、楽しんで書いています。

そして編集者の高橋さんももうすぐスクール卒業です。

今年から受験合格のイメージトレーニングを開始しました。

また、子どもたちに心の授業ができるトレーナー養成コースもスタートしました。1期生は10名。１年コースです。その中には学校の先生もいらっしゃいます。学校では学べない心の授業が、今の日本にとって一番大切だと私は考えています。歴史の年号や数学を勉強する前に、何よりもまず学ぶべきことだと思うのです。

自殺する子どもが増えたのも、今の世の中には希望がないからです。すべては心です。"心を制するものはすべてを制す"です。

スクールには登校拒否の子どもさんも数多く参加されています。彼らにとって一番の問題は、学校に行かないことよりも、ネガティブな感情や心の方なのです。

いじめに関しても、いじめられた子ばかりに世間の関心の目が集中しています。そしていじめた子には罰を与えるだけで、本当に解決するのでしょうか？　なぜいじめるのか、いじめる側の子どもの心も問題があるのです。

廃れきった世の中でエネルギーを奪われた子どもたちは、自分よりも弱い子をいじめることでエネルギーを補給します。自分は強いのだと思えるからです。では、いじめる子は一体誰からエネルギーを奪われたのでしょう？　それは案外、私たち大人からかもしれません。

大人の社会でもエネルギーの奪い合いをしています。エネルギーを奪われた大人たちは、弱い子どもたちに八つ当たりすることで、エネルギーを補給していませんか？

今後、多くのトレーナーを育てたいと考えています。世の中のすべての人が希望を持てるように、心を強く持てるように、感情をコントロールできるように、どんなことでも笑い飛ばせるぐらいのプラス思考でいられるように……そうやって人の心を元気にできるトレーナーをひとりでも多く輩出することが、私の使命でもあると考えているのです。

昨年、神戸大学の村上晋一名誉教授に初めてお会いし、さらに勉強させていただいています。

村上名誉教授は、大学の講義で微細エネルギー領域に属する科学的、現象的な話（例えば音や色が身体や心に及ぼす影響などについての話）をしたら、多くの大学生が真剣に耳を傾けたとおっしゃるのです。

私も小学生クラスは紙芝居で、スピリチュアルなことも教えはじめました。私たちは、生まれる前にすでに両親を自分で選んでいるということ、イメージの力のすばらしさなどを伝えています。子ども心にも、何か気づきがあったのでしょう。「感動した」という子が多くいます。実際にはご両親が一番泣いていらっしゃいますが（笑）。

今後は左脳教育だけではなく、右脳教育、さらには右脳と左脳とのバランスを保つことが必要です。

私が今現在スクールで行っていることを、全国に広げていくことが夢の一つです。今年、10名のトレーナーが卒業します。卒業生たちにはぜひ、学んだことを活かして広めていってほしいと願っています。そして今後は、学校や塾にも心の授業やイメージトレーニング、メンタルトレーニングを取り入れてもらえるよう努めたいと思っています。

来年、2008年からは、神戸大学の村上晋一名誉教授による上級講義をスタートします。村上名誉教授は今年68歳。そんなお歳にはとても見えないくらいに若々しい方です。18歳のときから人間研究をされているので、もう50年。私の研究は25年ですから、倍の年月です。村上名誉教授の研究の特長は、精神的、スピリチュアルなことに対する科学的な検証という分野での造詣が深いことです。

最初にお会いしたとき、びっくりしました。大学の名誉教授があらゆるヒーリングをご存知だったのです。そして誠実で、やさしくて、びっくりするほど欲のない方です。もう地球を救うためだけに生きていらっしゃるような方です。

村上名誉教授に講義のお願いをしたときも、「私は自分から何かさせてほしいとは言いませんが、自分の知識がお役に立てられるのならお断りもしません」とこうおっしゃってくださったのです。

今年の7月にホメオパシージャパンの正規代理店となりました。

ホメオパシーとは、今から約200年前にドイツの医師ハーマネン氏によって生涯をかけて確立された療法で、その起源は古代ギリシャのヒポクラテスまでさかのぼります。同種療法と訳され、「ある症状は、それに似た症状で治療される」「症状を起こすものは、その症状を取り去るものになる」というのが基本原理となっています。自然の法則からできたものです。

それは自然治癒力を高め、心や細胞が抱える不自然なパターンを解放し、本来の自分の正常なエネルギーへと戻していきます。

英国ではホメオパシー医学協会があり、サッカーのベッカム選手もホメオパシーの自然療法を取り入れているなど、イギリスでは医学的にも認められた療法です。

日本ではまだこういった自然療法が遅れているように思います。、昔の日本は同種療法でした。熱が出れば身体を温め、熱を出し切る。喉が痛ければしょうが湯を飲みました。でも今は薬で熱を抑えます。すると免疫力はなくなっていくのです。これからは日本でもホリスティックがもっと認められるように広めていきたいと思っています。

私は、すべてはバランスだと思っています。西洋医学、東洋医学、ホメオパシー療法、催眠療法など、その人にあったものを選択するのがベストでしょう。目に見えるものだけを信じる人は東洋医学を否定することが多いですが、何でもかんでもすべて薬に頼る必要もありません。スピリチュアルな人は西洋医学を否定されることが多いですが、交通事故に遭ったときには西洋医学で手術も必要です。

また、セラピストというと日本では心の病を癒す人というイメージがありますが、アメリカでは決して病気を治すためだけにセラピストが存在しているわけではありません。俳優やモデル、企業役員の方などにも、弁護士や会計士と同様に、顧問契約としてセラピストがついています。健康をキープするためのセラピストです。

ですから当社の生徒さんもどちらかというと元気で前向きな方が多いですし、顧問契約では会社の顧問として契約させていただいています。

病にならないように健康を維持するためのお手伝いをしているといったイメージですね。ですから日本で職業を聞かれたら、セラピストとは言わず、イメージトレーニングのトレーナーですとお答えするようにしているのです。

今年45歳。尾崎里美のさらなる挑戦がまた始まりました。

世界50カ国以上から参加するというヒーリングサイエンス分野の単科大学としてフロリダ州教育委員会に正式に認可された4年制の大学に入学しました。

特別プログラムを受講して単位を取得すれば、卒業後学士の資格を取ることも可能なのです。学生のほとんどが医師や心理療法士という環境で、新たな挑戦と成長に向けて歩いていきたいと思います。このハードスケジュールの中、レポート提出や進級テストなど苦戦もすると思いますが、そのプロセスすべてを楽しもうと思っています。

人間は常に可能性がある！　来年からは、当スクールもさらにバージョンアップするでしょう。そしてさらに多くの方に喜んでいただけるよう誠心誠意努めたいと思っています。

人間研究26年目。人間という果てしなく奥が深いものに興味を持ってしまったのだから仕方がない。たぶん一生勉強しても、人間というすばらしい生き物のすべてを理解することはできないかもしれない。でも、だからこそ楽しいのです。

私は自分で完璧だと思ったとき、この仕事は辞めるでしょう。でも、完璧じゃないから楽しいのです。完璧じゃないから生きていけるのです。完璧にならならなくてもいい。きっと最初から完璧だったら、この世には生まれてこなかったと思うから。

この本を書いているのは45歳の私。これが10年前や4年後大学を卒業してから書くのとでは、またまったく違う本になっているでしょう。なぜなら人は常に成長しつづけているから。

プライベートの夢は世界一周です。さまざまな価値観の違う人たちとの出逢い。世界の食、文化、自然にふれたいと思っています。私の成長はすべての人との出逢いからでした。

世界を周れば、世界の人との出逢いから、さらに成長させていただけることでしょう。私のことですから、また突然1年くらい海外に行くということを言い出す日がきっと来るでしょう（笑）。

おわりに

２００７年、世界は地震や洪水など実に多くの自然災害に見舞われました。今地球は、環境破壊を始めとするさまざまな危機に直面しています。

かつて私たち人間は豊かな自然と共生し、自然から多大なる恩恵をこうむって生きてきました。しかし文明が発達し、世界規模での都市化を進展させていった結果、私たちは一番大切なものを見失ってしまったのです。大切なもの、それは私たちに生命（いのち）をわけ与えてくれている自然やすべての生き物、そして目には見えない人間の心です。

人と人との争いも絶えることがありません。国家戦略、宗教間争い、民族間紛争……。人間はいつまでそんな意味のない争いを続けるというのでしょう。今この瞬間も、どこかで戦争は続いていて、何の罪もない人の命が奪われている。それを考えると日本は平和な国だといえるのかもしれないですが、ここ最近の日本は一昔前では考えられないような悲しい事件が毎日のように起こっています。

自然と共生し心の平和に務めるホピ族。そんなホピの魂を持つ人間が一番多い国がどこなのかご存知でしょうか。それは日本です。自然を愛し、心の平和を求める私たち日本人こそ、悲鳴を上げているこの世界を救うことになるのかもしれないのです。

２０１２年12月23日、マヤ暦が終わることで地球滅亡説も出ていますが、多くの人の意識が平和な方へ向けば、そちらの意識が現実化するでしょう。そしてそのためにも、私たち日本人が、世界の平和と環境保全に向けた役割に気づくことが必要です。いずれ世界の中心は日本になるでしょう。日本人が変われば、世界が変わるとも言われています。それほど重要な局面に立たされている今、この本をきっかけに、世界の平和にも貢献できればと願っています。

この本を書くにあたり、本当にたくさんの人が協力してくれました。一度100ページほど書いたあと、また一から書き直した私の無理をいろいろと聞いていただき、期限を引き伸ばしてくれたブレインワークスの高橋さん。本を書くのが素人の私に、多大なる助言をいただきました。心から感謝いたします。

村上晋一名誉教授、前田なつみさん、そして本を書きやすいような環境を創ってくれて、さまざまなサポートをしてくれたマネージャーの島袋君、スクールの生徒の皆さん、すべての人に感謝です。そして私の人生に関わってくださったすべての人に「ありがとう」を贈ります。私はそんな皆さんのおかげでここまで成長することができたのです。

最後に、実の父親へ。生んでくれてありがとう。

育ての父親へ。ここまで育ててくれてありがとう。

そして母、妹、大切な私の家族。本当にありがとう。

私にアイデアを送り続けてくれた潜在意識にも感謝です。ありがとう。
この地球に生まれてきて本当によかった。

世界人類が平和でありますように……

2007年8月6日 オフィスにて

尾﨑里美

書籍のご案内

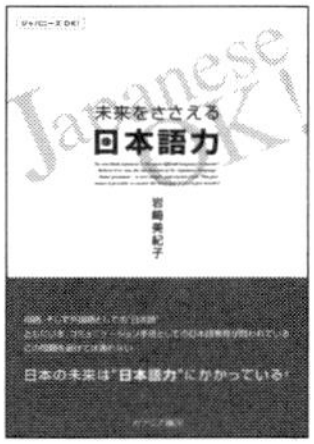

『未来をささえる日本語力』
著者　岩崎美紀子
価格　¥1400（税別）
発行　2007 年 10 月 20 日
ISBN 9784778200541

日本の未来は
"日本語力"にかかっている！

母語、そして外国語としての"日本語"——ともにいまコミュニケーション手段としての日本語教育が問われています。そんな中、独自の日本語教育活動に勤しみ注目を浴びつつあるのが「速く確実に質の高い日本語能力が身につく」教授法＝岩崎メソッド（MISJ）の開発者・岩崎美紀子氏。この本は、岩崎氏が日本語教育を含む言語教育の課題と新たな指針を示したもの。日本語教育改革論ともいえる渾身の１冊。

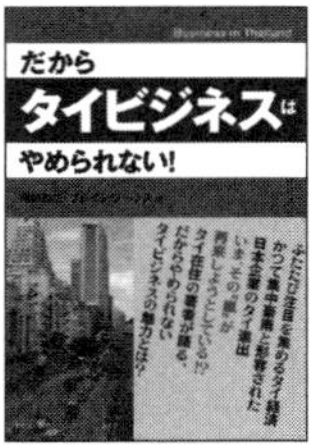

『だからタイビジネスは
やめられない！』
著者　阿部俊之・ブレインワークス
価格　¥1500（税別）
発行　2007 年 10 月 20 日
ISBN 9784778200527

ふたたび注目を集めるタイ経済
アジアを見据えた中小企業必見！

かつて集中豪雨と形容された日本企業のタイ進出。いま、その"嵐"が再来しようとしている！?

タイの自動車部品産業はまさに百花繚乱、またアセアン諸国への生産・輸出拠点として脚光を浴びる。日本企業がタイに進出する理由、タイ経済の現状、タイ進出を成功に導く実践マニュアルなど、タイ在住の著者が語る。タイビジネスを知り尽くした進出企業のレポートも充実！

だからやめられないタイビジネスの魅了とは？

著者
尾﨑里美（おざき さとみ）
1962年生まれ。ヘアー&メイクアップアーティストとして23歳で独立し、会社設立。想像力、心や精神、潜在能力、人間行動学、ヒーリング、エネルギーフィールドなどの人間研究を始める。その後渡米し、アメリカでNational Guild of Hypnotists（全米催眠協会）のプロライセンスを取得。さらに日本人で初めてイギリスのThe Hypnothink Foundation（催眠思考協会）のプロライセンスを取得。
25年間にも及ぶイメージトレーニングにより、オリジナルのイメージ法を開発。様々な業種の企業経営、プロデュースの実績や経験を活かし、ビジネスの成功、マネーヒーリング、コミュニケーションスキル、潜在能力開発、ストレスマネージメントを伝えるスクールを開校し、講演、会社顧問としても活躍。中高生スクールも開始し、学校では教えない心の授業や受験合格のイメージトレーニングを伝える。
2003年には日本にNational Hypnothink Association（催眠思考協会）を設立し、ヒプノセラピストを養成。2004年からイメージトレーニング用のCDやDVDの発売を開始。
2007年より、子供に心の授業を教える講師の育成を始める。またホメオパシージャパン正規代理店となる。現在、アメリカフロリダ州認定4年制単科大学のヒーリングスクールに在学中。

■オフィスのご案内■
（有）G-nius5
〒650-0002
兵庫県神戸市中央区北野町3-13-21
OKAMOTO INTERNATIONAL HOUSE
TEL 078-252-3700　FAX 078-252-3788
e-mail yoyaku@g-nius5.net
URL：www.g-nius5.com
予約：www.g-nius5.net
携帯：www.g-nius5.net/keitai

想像して創造する　望み通りの未来を創るイマジネーション力

初　版　　2007年10月20日［初版第1刷発行］

著　者　尾﨑里美
発行者　玉置哲也
発行所　株式会社カナリア書房
〒141-0031　東京都品川区西五反田6-2-7 ウエストサイド五反田ビル3F
TEL　03-5436-9701　FAX　03-3491-9699
http://www.canaria-book.com
編　集　株式会社コンテンツブレイン
装　丁　栗山昌幸（PAPAS FACTORY）
DTP　前田智子（PAPAS FACTORY）
印刷所　三松堂印刷株式会社

ISBN978-4-7782-0053-4　C0036